Elektrosmog

Wo er entsteht, was er bewirkt,
wie man sich schützt

© 2010 Verbraucherzentrale Bundesverband e.V., Berlin

1. Auflage, Juni 2010

Das Werk einschließlich aller seiner Teile ist urheberrechtlich geschützt. Jede Verwertung, die nicht ausdrücklich vom Urhebergesetz zugelassen ist, bedarf der vorherigen Zustimmung des Verbraucherzentrale Bundesverbandes. Das gilt insbesondere für Vervielfältigungen, Bearbeitungen, Übersetzungen, Mikroverfilmungen und die Einspeicherung und Verarbeitung in elektronischen Systemen. Das Buch darf ohne Genehmigung des Verbraucherzentrale Bundesverbandes auch nicht mit (Werbe-) Aufklebern oder Ähnlichem versehen werden. Die Verwendung des Buches durch Dritte darf nicht zu absatzfördernden Zwecken geschehen oder den Eindruck einer Zusammenarbeit mit dem Verbraucherzentrale Bundesverband erwecken.

ISBN: 978-3-936350-61-6

Printed in Germany

Inhalt

4 Ein spannendes Thema

1
7 **Fachchinesisch: Felder, Strahlung, Frequenzen & Co.**
8 Was ist Elektrosmog?

2
13 **Gesundheitsgefahren durch Elektrosmog?**
14 Wissenschaftliche Erkenntnisse widersprüchlich
20 Grenzwerte und Vorsorgeempfehlungen

3
25 **Was kommt von draußen rein?**
26 Hochspannung, Funkwellen, Mobilfunk

4
39 **Funkanlagen zu Hause: Handys, Schnurlostelefone**
40 100 Millionen Handys in Deutschland
49 Schnurlose Telefone: schwache Strahlung?
52 Haushaltsgeräte, Computer, Elektroinstallation

5
69 **Schutzmaßnahmen, Abschirmung, Sanierung**
70 Qualifizierter Rat eines Fachmanns wichtig

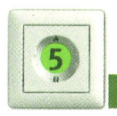

6
77 **Anhang**
78 Glossar
83 Größen, Einheiten, Grenzwerte
87 Adressen
92 Stichwortverzeichnis
97 Impressum

Ein spannendes Thema

Während manche Menschen das Gefühl haben, den Gefahren einer allumfassenden elektromagnetischen Umweltverschmutzung hilflos ausgeliefert zu sein, wird »Elektrosmog« auf der anderen Seite ins Reich der Fabel verwiesen. Weder Panikmache noch Verharmlosung kann uns aus Verbrauchersicht gleichgültig sein: Denn zum einen ist die Angst ein guter Wegbereiter für zweifelhafte Geschäfte. Zum andern kann das trügerische Gefühl von Sicherheit zu Leichtsinn und Fehlverhalten führen.

Als Elektrosmog werden gemeinhin niederfrequente elektrische und magnetische Felder sowie hochfrequente elektromagnetische Strahlung bezeichnet, die ab einer gewissen Stärke Auswirkungen auf die Gesundheit von Mensch und Tier haben können. Weil solche elektrischen, magnetischen und elektromagnetischen Felder überall da entstehen, wo zum Beispiel Stromleitungen oder Sendeantennen betrieben werden, kann uns in unserer hochtechnisierten Welt Elektrosmog auf Schritt und Tritt begegnen.

Wir haben in diesem Ratgeber praktikable Ratschläge zur Vermeidung von Elektrosmog zusammengestellt. Sicher wird es Ihnen meist leicht fallen, diese Anregungen, die manchmal nur einen anderen Umgang mit technischen Geräten erfordern, in die Praxis umzusetzen. Trotzdem ist uns natürlich bewusst, dass es einige Hinweise gibt, die nur schwierig zu realisieren sind. Was soll man zum Beispiel tun, wenn sich das Haus oder die Wohnung sehr nahe an einer Hochspannungsfreileitung befindet, von uns aber ein wesentlich größerer vorsorglicher Abstand empfohlen wird? Was ist zu tun, wenn im Keller unter der Wohnung eine Trafostation installiert ist und seit geraumer Zeit Schlafstörungen in der Familie auftreten?

Zunächst einmal: Man muss nicht in Panik verfallen und sollte mit kühlem Kopf die möglichen Risiken abwägen – unser Ratgeber wird Ihnen dabei helfen. Um bei den Beispielen zu bleiben: Die Belastung durch einen Radiowecker, der sich nachts nur ein paar Zentimeter neben dem Kopf befindet, ist eventuell größer als die Belastung, die dadurch entsteht, dass man in der Nähe einer Hochspannungsleitung wohnt. Ähnliches gilt für den Mobilfunkturm: Auch hier kann die Basisstation des schnurlosen Telefons im Schlafzimmer (kein Handy!) der Verursacher für die Schlafstörungen sein, statt des verdächtigten Funkturms.

Bei der Risikoabwägung von Elektrosmog macht es deshalb grundsätzlich einen Unterschied,
⇢ ob Elektrosmog dauerhaft auf den Körper einwirkt oder nur gelegentlich,
⇢ ob die Quelle dicht am Körper ist oder weiter entfernt und
⇢ um welche Art von Feldern es geht, ob es sich zum Beispiel um niederfrequente elektrische Felder handelt oder um die hochfrequenten gepulsten Felder, die seit Einführung des digitalen Mobilfunks heftig in die Diskussion geraten sind (siehe Glossar auf Seite 78 ff.).

Wer sicher sein will, sollte durch sorgsamen Umgang mit technischen Geräten oder dem gebührenden Abstand mögliche Gefahren entschärfen. Wer die leicht umsetzbaren Ratschläge aufgreift – also in unserem Fall den Radiowecker etwas vom Körper wegstellt oder die Basisstation des Telefons aus dem Schlafzimmer verbannt – kann sich so am besten schützen. Das mögliche Risiko einer Belastung durch Elektrosmog ist erst mal verringert; danach kann in aller Ruhe versucht werden, weitere potenzielle Gefahren anzugehen.

Sie werden sehen: Es geht hier um ein spannendes Thema, das allerdings ein paar Grundkenntnisse voraussetzt. Deshalb kommen wir nicht darum herum, vorab einige Fachbegriffe zu erläutern. Dabei wollen wir es nicht zu kompliziert machen: So benutzen wir der Einfachheit halber oft den Ausdruck elektromagnetische Felder als Oberbegriff für die Begriffe nieder- und hochfrequente Felder. Im Glossar ab Seite 78 werden alle wichtigen Begriffe erläutert.

1
Fachchinesisch:
Felder, Strahlung, Frequenzen & Co.

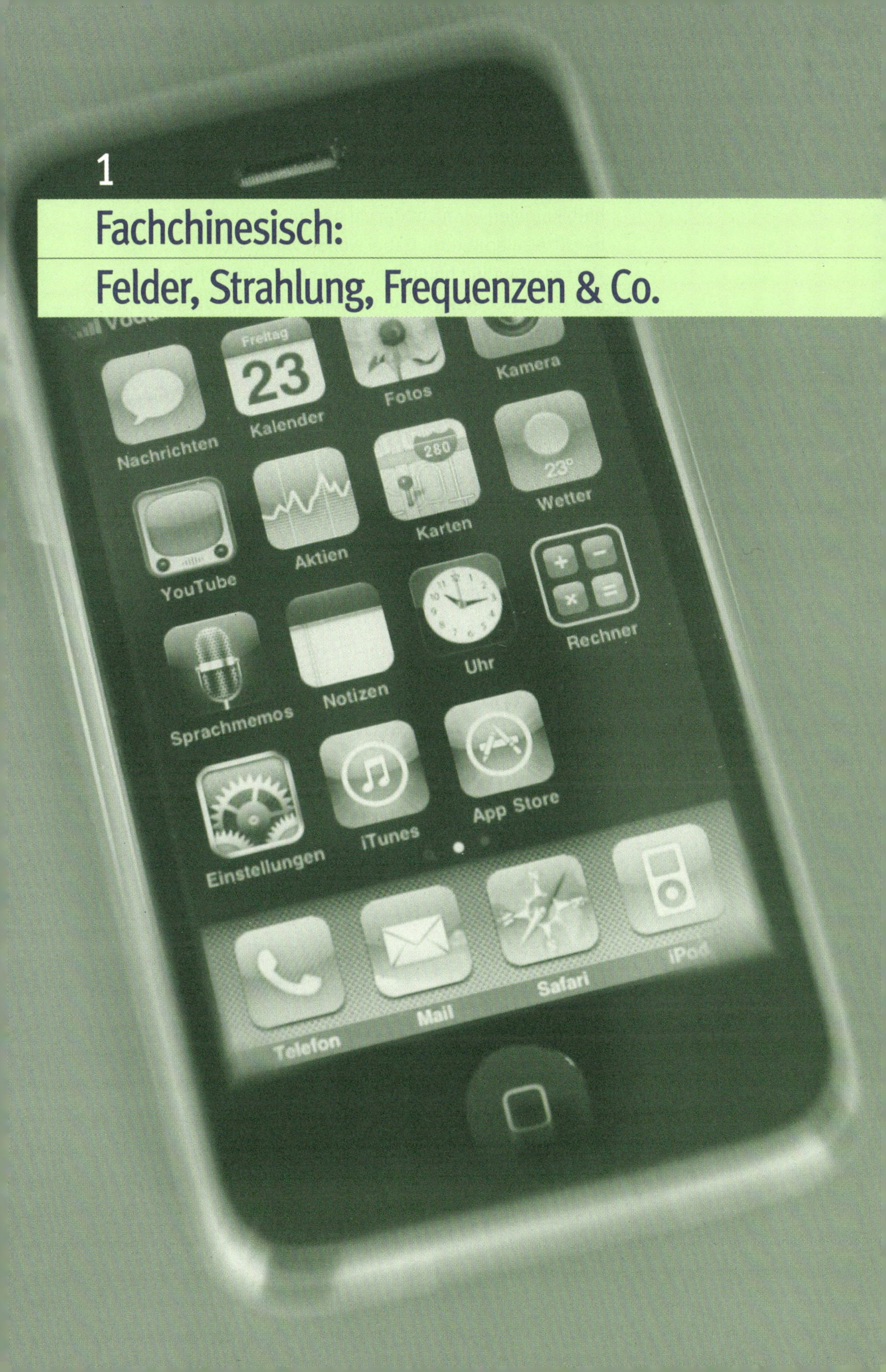

Was ist Elektrosmog?

Die Bereitstellung, der Transport und die Nutzung von elektrischer Energie verursachen unvermeidlich elektromagnetische Felder. Manchmal ist die Erzeugung dieser Felder für die Funktion von technischen Geräten oder Einrichtungen sogar erforderlich, zum Beispiel beim Handy oder den elektronischen Diebstahlsicherungen im Kaufhaus. Bei entsprechender Intensität können sie allerdings auch zu gesundheitlichen Beeinträchtigungen führen. Für solche Belastungen durch elektromagnetische Felder hat sich der Begriff Elektrosmog eingebürgert.

Genau genommen handelt es sich bei Elektrosmog um mehrere physikalische Erscheinungen, die man wegen ihrer unterschiedlichen gesundheitlichen Wirkungen und der möglichen Schutzmaßnahmen voneinander unterscheiden sollte:

- **Niederfrequente elektrische Wechselfelder** (zum Beispiel unter Hochspannungsleitungen, Frequenzen bis 30 kHz)
- **Niederfrequente magnetische Wechselfelder** (zum Beispiel an Hochspannungsleitungen und Trafostationen, Frequenzen bis 30 kHz)
- **Hochfrequente elektromagnetische Felder** (Strahlung) (zum Beispiel bei Rundfunksendern und Handys, Frequenz ab 30 kHz bis 300 GHz)

Die hochfrequenten elektromagnetischen Felder haben – je nach Frequenz – unterschiedliche Bezeichnungen (zum Beispiel Langwellen, Mikrowellen). Elektromagnetische Strahlung mit Frequenzen über 300 GHz (Terahertzwellen, Infrarotstrahlung, Licht usw.) wird nicht mehr zum Elektrosmog gezählt.

Was ist Elektrosmog? 9

Spektrum der elektromagnetischen Felder

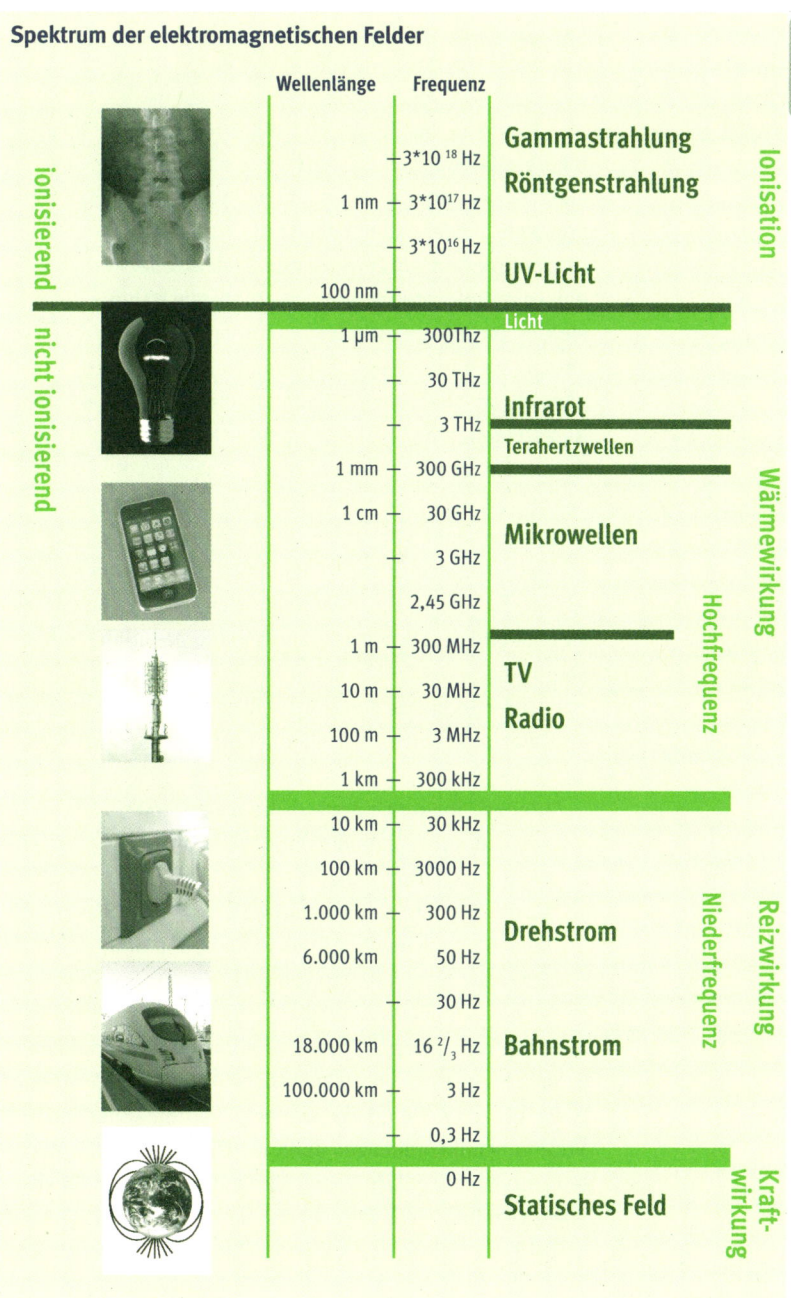

Elektrische Felder im niederfrequenten Bereich werden durch elektrische Spannungen erzeugt: Durch die Stromleitungen im Haus (auch wenn kein Strom fließt), durch alle Arten von Haushaltsgeräten sowie durch Hochspannungsleitungen. Elektrische Felder sind also selbst bei ausgeschaltetem Gerät vorhanden, solange das Gerät ans Stromnetz angeschlossen bleibt. Sie lassen sich durch fast jede feste Materie, besonders gut aber durch geerdete elektrisch leitende Materialien abschirmen. Gemessen werden elektrische Felder in Volt pro Meter (V/m).

Magnetische Felder im niederfrequenten Bereich werden durch elektrische Ströme, also durch bewegte elektrisch geladene Teilchen erzeugt und verschwinden mit Ausschalten des Gerätes, auch wenn der Stecker im Netz bleibt. Magnetische Felder durchdringen die meisten Materialien fast ungehindert und lassen sich daher im Alltag kaum abschirmen. Sie gehen aus von Stromleitungen im Haus (nur wenn Strom fließt), von Haushaltsgeräten, vor allem aber von Hochspannungsleitungen und Transformatoren. Magnetische Felder werden in Tesla (T) gemessen und meist in Mikrotesla (µT) oder Nanotesla (nT) angegeben.

> **Beispiel**
>
> Mit dem Ausschalten der Lampe ist der Stromfluss gestoppt, und das Magnetfeld verschwindet. Das Kabel bleibt dabei jedoch an die Steckdose angeschlossen und führt damit nach wie vor Spannung, sofern die Leitung nicht zum Beispiel durch einen Schalter vollständig abgetrennt ist. Die Feldstärke nimmt mit zunehmender Entfernung von der Quelle ab. Erst wenn der Stecker herausgezogen ist, verschwindet auch das elektrische Feld.

Von hochfrequenten elektromagnetischen Feldern, elektromagnetischer Strahlung oder elektromagnetischen Wellen spricht man ab circa 30.000 Hertz, wenn die elektrischen und magnetischen Feldern untrennbar miteinander verbunden sind und sich von der Quelle, zum Beispiel einer Antenne, ablösen, um sich über große Entfernungen im Raum auszubreiten. Sie werden in der Regel von Sendeantennen ausgestrahlt und zwar nach kontinuierlich abstrahlenden Verfahren, zum Beispiel für die Rundfunk- und Fernsehübertragung oder nach gepulsten Verfahren (gepulste Abstrahlung: blitzartig wie bei einem Blinklicht), wie es im Mobilfunk teilweise üblich ist: Hier wird eine hochfrequente Trägerwelle von 900 MHz (Mobilfunk-D-Netze) beziehungsweise 1800 MHz (Mobilfunk-E-Netze) in kurzzeitigen Impulsen, also mit zeitlichen Unterbrechungen abgestrahlt. Handys im D- und E-Netz senden also ihre Hochfrequenzsignale als »Energieblitze« 217-mal in der Sekunde oder anders ausgedrückt: Sie sind gepulst mit 217 Hz Pulsfrequenz. Die neueren UMTS-Netze (Universal Mobile Telecommunication System) arbeiten mit Frequenzen oberhalb der E-Netze bei 2100 MHz und sind ungepulst.

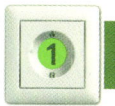

Elektromagnetische Strahlung wird vor allem von Sendeanlagen erzeugt (Radio, Fernsehen, Mobilfunk, kleinräumige Übertragungen per Funk zum Beispiel Bluetooth, Radar), von Handys, schnurlosen Telefonen mit dem marktüblichen DECT-Standard (Digital Enhanced Cordless Telecommunications oder digitale, verbesserte schnurlose Telekommunikation) und von Mikrowellengeräten.

Elektromagnetische Strahlung wird zum Beispiel in Milliwatt pro Quadratmeter (mW/m2) gemessen und auch als Leistungsflussdichte bezeichnet. Da diese in der Regel sehr gut aus der Stärke des elektrischen Feldes berechnet werden kann und die elektrische Feldstärke messtechnisch einfacher zu ermitteln ist, werden die Mess- oder Grenzwerte oft in Volt/Meter angegeben (zum Beispiel beim Mobilfunk).

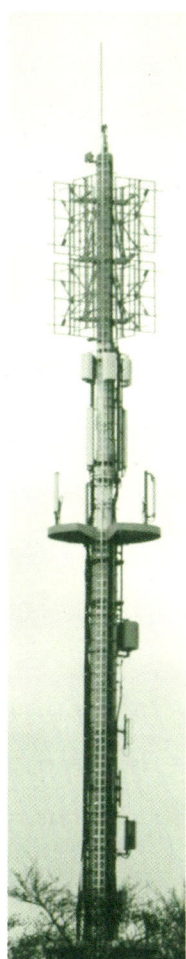

UKW-Sender mit Mobilfunk

Die Intensität hochfrequenter elektromagnetischer Strahlung kann als Leistungsflussdichte (S) oder als elektrische Feldstärke (E) angegeben werden. Die Umrechnung der beiden Größen ineinander erfolgt nach dieser Formel:

S = E * E / 377 Ohm,

wobei S in W/m und E in V/m angegeben wird.

Geräte wie Satellitenschüsseln, Pager (Funkmeldeempfänger oder Piepser) oder Funkuhren, sollen nur Strahlung empfangen, sie senden nicht und verursachen somit auch keinen Elektrosmog.

Es gibt außerdem natürliche Felder. Dazu zählen zum Beispiel das Erdmagnetfeld und das sogenannte elektrische Schönwetterfeld auf der Erdoberfläche. Erdmagnet- und Schönwetterfeld sind Gleichfelder (das heißt statische, zeitlich sich nicht verändernde Felder mit einer Frequenz von 0 Hz), an die sich die Natur im Lauf der Evolution angepasst hat und die deshalb für den Menschen keine Gefährdung darstellen. Die technischen Felder sind dagegen meist Wechselfelder, welche ihre Polarität periodisch ändern und daher andere physikalische und biologische Eigenschaften haben als die natürlichen Felder. Auch in der Natur kommen Wechselfelder vor. Sie sind aber entweder extrem schwach (Schumannwellen) oder sind nicht permanent vorhanden (durch Gewitter angeregte Sferics, siehe auch Glossar auf Seite 78).

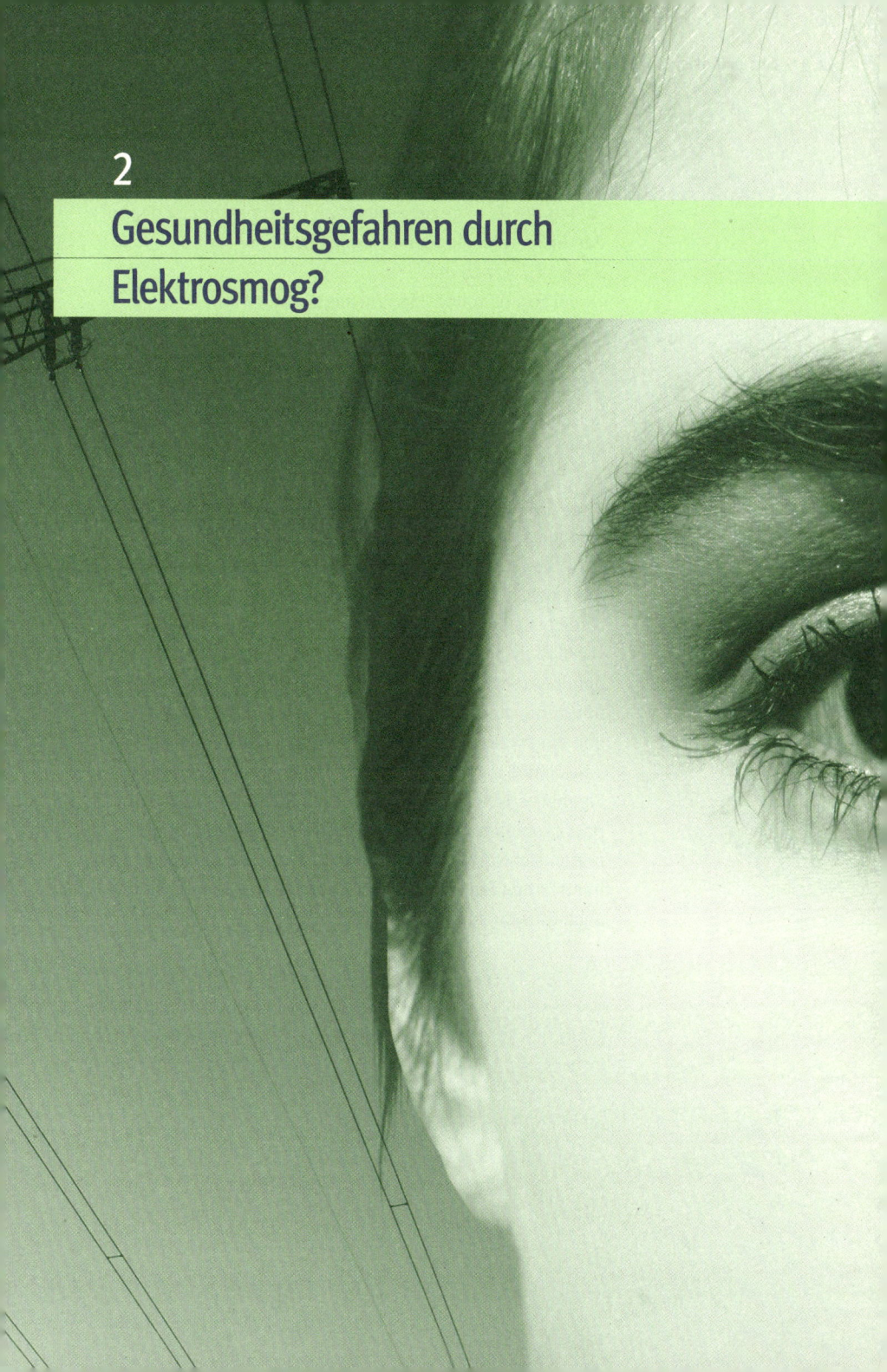

2
Gesundheitsgefahren durch Elektrosmog?

Wissenschaftliche Erkenntnisse widersprüchlich

Nach wie vor werden die Gesundheitsgefahren durch Elektrosmog von Wissenschaftlern **kontrovers** diskutiert. Auf der einen Seite heißt es, dass elektromagnetische Strahlung Krebs verursacht, auf der anderen Seite wird Elektrosmog als völlig harmlos eingestuft. Kein Wunder, dass viele Verbraucher verunsichert sind und darauf hoffen, dass es eben nicht so gefährlich ist.

Aber woran liegt es, dass die wissenschaftlichen Erkenntnisse scheinbar so widersprüchlich sind? Zum einen sicherlich an den unterschiedlichen Interessensgruppen, die hier beteiligt sind. Die Mobilfunkgerätehersteller und Netzbetreiber, die sich in einem boomenden Markt befinden, haben gewiss ein großes Interesse daran, herauszustellen, dass Elektrosmog ungefährlich ist. Besonders »heikle« Themen – so die Kritiker – werden nicht untersucht, internationale Forschungsergebnisse bleiben in der Regel unberücksichtigt, und aus einzelnen Eigenexperimenten zu bestimmten Aspekten wird oft vorschnell auf die Ungefährlichkeit aller elektromagnetischen Felder geschlossen..

Der Hauptgrund, warum die Erkenntnisse scheinbar so widersprüchlich sind, liegt in der komplexen und schwierigen Materie selbst. Die Durchführung von Studien ist alles andere als einfach. So lassen sich beispielsweise Ergebnisse von Tierversuchen über Auswirkungen von Elektrosmog nicht ohne Weiteres auf den Menschen übertragen, wenngleich sie Anhaltspunkte für Gefährdungspotenziale liefern. Des Weiteren ist es äußerst schwierig, die Schadwirkung des Elektrosmogs vor dem Hintergrund einer Vielzahl weiterer Gefahren (zum Beispiel durch Rauchen, ungesunde Ernährung oder Bewegungsmangel) zu bewerten.

Für die unterschiedlichen Arten Elektrosmog werden auch unterschiedliche Gesundheitsgefahren diskutiert. Von allen Seiten unbestritten ist die Störung von Herzschrittmachern und anderen medizinischen Implantaten durch niederfrequente und hochfrequente Felder. Ausführliche Informationen dazu gibt es zum Beispiel vom Bundesamt für Strahlenschutz (www.bfs.de) oder auch von den Krankenkassen, weshalb wir hier nicht näher darauf einzugehen brauchen.

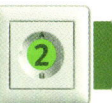

Niederfrequente elektrische Felder erzeugen in elektrisch leitfähigen Objekten also auch im menschlichen Körper, elektrische Verschiebeströme. Oberhalb kritischer Feldstärken sind elektrische Felder akut gesundheitsschädlich und können sogar lebensgefährlich werden. Solche starken Felder treten im normalen Alltag nicht auf. Schwächere, aber über einen langen Zeitraum wirkende elektrische Felder wurden im Gegensatz zu Magnetfeldern bisher kaum auf ihre biologischen und gesundheitlichen Wirkungen hin untersucht. Über ihre Wirkung ist daher noch wenig bekannt. Niederfrequente Magnetfelder erzeugen durch die Induktion elektrische Wirbelströme und verursachen bei hohen Feldstärken akute gesundheitliche Störungen. Bei Einhaltung der gesetzlichen Grenzwerte sind akute gesundheitliche Beeinträchtigungen (außer bei Trägern medizinischer Implantate) ausgeschlossen. Die gesetzlichen Grenzwerte orientieren sich nur an den akuten gesundheitlichen Wirkungen elektromagnetischer Felder und berücksichtigen nicht mögliche Langzeiteffekte schwacher Felder (siehe auch Tabellen ab Seite 83).

Biologische Effekte niederfrequenter Felder

Experimente und Studien haben bei den niederfrequenten magnetischen Feldern unter anderem Hinweise zu gesundheitlichen Auswirkungen und biologischen Effekten gefunden:

- Förderung des Tumorwachstums im Tierversuch (zum Beispiel Brustkrebs),
- veränderter Melatoninspiegel und/oder veränderte Wirkung von Melatonin bei Menschen und Tieren,
- Auswirkungen auf das Herz-Kreislauf-System beim Menschen,
- schwach erhöhte Blutkrebsrisiken bei Kindern und Erwachsenen.

Ein aus unserer Sicht wichtiger Befund ist vor allem die Auswirkung auf das Hormon Melatonin: Die Zirbeldrüse im menschlichen Körper produziert abhängig von den Lichtverhältnissen das Hormon Melatonin, wobei die Ausschüttung bei Helligkeit gehemmt und bei Dunkelheit stimuliert wird. Auf diese Weise werden Tagesrhythmen und Jahreszeiten durch chemische Signale gewissermaßen »verinnerlicht«. Die Zirbeldrüse ist damit zuständig für die Koordination beziehungsweise Synchronisation zwischen Umwelt- und Körperprozessen.

In zahlreichen Studien wurde beobachtet, dass die Zirbeldrüse nicht nur auf sichtbares Licht reagiert, sondern zum Beispiel auch auf niederfrequente elektrische und magnetische Felder sowie geomagnetische Störungen. In unterschiedlichen Versuchen konnte jedenfalls eine Hemmung der Melatoninproduktion, eine Funktionsbeeinträchtigung, eine andere Verteilung im Körper oder ein schnellerer Abbau von Melatonin beobachtet werden. Diese Erkenntnisse sind sehr brisant, zumal das Melatonin für den menschlichen Körper sehr wichtig ist:

So konnte in mehreren Untersuchungen an Zellkulturen festgestellt werden, dass Melatonin das Wachstum bestimmter Tumoren hemmt. Außerdem wird dem Melatonin eine fördernde Wirkung auf das Immunsystem zugeschrieben, was im Umkehrschluss möglicherweise bedeutet, dass eine verringerte Melatoninkonzentration das Tumorrisiko erhöht. Entsprechendes gilt für die Tatsache, dass Melatonin hemmend auf die Produktion von Geschlechtshormonen wirkt, was auf einen gewissen Schutz gegen das Wachstum hormonabhängiger Tumoren wie Brust-, Gebärmutter- oder Prostatakrebs hinweist.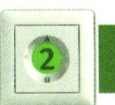

Veränderungen des Melatonin – und damit auch des Tag-Nacht-Rhythmus – begünstigt nicht nur bestimmte Depressionsformen, sondern auch unspezifische Symptome wie Erschöpfung, Bluthochdruck oder verminderte Abwehrkraft.

Weitere Studien kommen zu dem Ergebnis, dass durch Magnetfelder, wie sie zum Beispiel im Bereich von Hochspannungsleitungen vorkommen, vor allem bei Kindern ein leicht erhöhtes Blutkrebsrisiko besteht. Das Nationale Institut für Umwelt- und Gesundheitswissenschaften (National Institute of Environmental Health Sciences (NIEHS), www.niehs.nih.gov, in den USA hat bemerkenswerterweise im Sommer 1999 nach sechsjähriger Forschungstätigkeit im Auftrag des US-Kongresses festgestellt, dass die Ergebnisse aus Studien mit Menschen schwach darauf hindeuten, dass niederfrequente elektromagnetische Felder zu einer erhöhten Blutkrebsrate führen könnten. Ein Ursache-Wirkungsmechanismus wurde dabei aber bisher noch nicht gefunden. Netzfrequente Magnetfelder sollen demnach als möglicherweise krebserzeugend beim Menschen betrachtet werden. Zu der gleichen Einschätzung kommt die Internationale Agentur für Krebsforschung, International Agency for Research on Cancer, IARC, eine wissenschaftliche Institution der Weltgesundheitsorganisation WHO.

Seit Sommer 2001 werden niederfrequente elektrische und magnetische (Wechsel-)Felder und hochfrequente elektromagnetische Felder von der IARC als möglicherweise krebserzeugend eingestuft.

Langfristige Schäden durch Mobilfunk?

Hochfrequente elektromagnetische Felder – wie sie beispielsweise von Mobilfunkanlagen ausgehen – können bei hohen Intensitäten zu gesundheitlichen Beeinträchtigungen führen. Hochfrequente elektromagnetische Strahlen werden vom menschlichen Körper aufgenommen und dort in Wärme umgewandelt. Diese zusätzliche Wärme wird durch den Blutkreislauf im Körper verteilt und an der Körperoberfläche an die Umgebung abgegeben. Besonders empfindlich reagiert die Augenlinse, die wegen ihrer fehlenden Durchblutung nur eine schlechte Wärmeabfuhr aufweist, wodurch es zur Gerinnung der Eiweiße und damit zur Trübung der Linse kommen kann (»Grauer Star«).

Diese thermischen Wirkungen sind unumstritten und werden auch von den Mobilfunkbetreibern nicht geleugnet. Gesetzliche Grenzwerte wie die 26. Bundesimmissionsschutzverordnung zum Schutz vor Immissionen durch elektromagnetische Felder berücksichtigen diese thermischen Wirkungen, um zum Beispiel die Risiken durch Sendeanlagen zu minimieren. Da wissenschaftliche Nachweise zu athermischen Effekten fehlen beziehungsweise nur Hinweise auf Effekte vorliegen, kann die Gesetzgebung keine Grenzwertanpassung vornehmen. Hier müsste ein Vorsorgeprinzip greifen, in das auch unbestätigte Effekte einbezogen werden können.

Auch nichtthermische Wirkungen können aus unserer Sicht eine Rolle spielen. Über diese Effekte wurde in einigen Studien überwiegend bei der digitalen, gepulsten Strahlung des Mobilfunks berichtet. Die gepulste Strahlung kann möglicherweise im Körper biologische Antworten provozieren. Als Hinweise auf nichtthermische Wirkungen sind zum Beispiel gefunden worden:

Genetische Schäden bei Zellen oder Veränderungen von Eigenschaften bei Genen in Versuchen mit Zellkulturen,
⇢ biochemische Veränderungen im Gehirn in Versuchen mit Tieren,
⇢ Verhaltensänderungen bei Tieren,
⇢ Veränderungen der Gehirnstromaktivität beim Menschen.

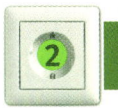

Von diesen nichtthermischen Effekten ist zum Beispiel die Wirkung gepulster Strahlung auf das menschliche Hirn in etwa einem Dutzend internationaler Studien gefunden worden. Es ergaben sich nach der Exposition mit gepulster Mikrowellenstrahlung charakteristische Änderungen im EEG. Hier wären eingehendere Untersuchungen erforderlich, um die immer noch unbekannte gesundheitliche Relevanz dieses Effektes besser einschätzen zu können.

Wichtiger als Untersuchungen zu kurzfristig anhaltenden Beeinträchtigungen beim Menschen wie Kopf- oder Gliederschmerzen wären jedoch Studien darüber, ob Mobilfunk auch langfristige Schäden verursachen kann, ob dadurch zum Beispiel Gehirntumore oder andere Krebsarten und Krankheiten gefördert oder gar ausgelöst werden können. Die hochfrequente Strahlung, die von **Handyantennen** ausgeht, wird teilweise vom Gehirngewebe aufgenommen, weshalb eben über eine Gefährdung des Gehirns diskutiert wird. Da die Einführung der digitalen Mobilfunktechnik noch nicht so lange zurückliegt, die Entwicklung etwa eines Gehirntumors aber wesentlich länger dauern kann, sind weitere aussagekräftige Studienergebnisse am Menschen – beispielsweise auf der Basis statistischer Auswertungen von Patientendaten – erst in einigen Jahren zu erwarten.

Grenzwerte und Vorsorgeempfehlungen

In Deutschland sind die Grenzwerte für Immissionen durch hochfrequente und niederfrequente Magnetfelder, die von Sendemasten oder Hochspannungsleitungen ausgehen können, seit 1996 in der 26. Verordnung zum Bundes-Immissionsschutzgesetz (26. BImSchV) geregelt. Die Grenzwerte dieser Verordnung orientieren sich an den Vorgaben der Internationalen Strahlenschutzkommission für nichtradioaktive Strahlung, der International Commission on Non-Ionizing Radiation Protection (ICNIRP), www.icnirp.de.

Die ICNIRP berücksichtigt in ihren Vorgaben alle nachgewiesenen gesundheitlichen Auswirkungen von hoch- und niederfrequenten Magnetfeldern, wie beispielsweise akute Reizwirkungen oder lokale Gewebeüberhitzungen. Die Forschungsergebnisse der letzten Jahre, die Hinweise auf biologische Wirkungen auch unterhalb der Grenzwerte geliefert haben, werden ebenso wenig berücksichtigt wie die Auswirkungen auf besonders empfindliche Personen.

Obwohl die Strahlenschutzkommission (SSK), welche die Gesetzgebung maßgeblich beeinflusst, die Forschungsergebnisse der letzten Jahre inzwischen geprüft hat, kommt dieses Gremium nach wie vor zu der Einschätzung, die Grenzwerte seien ausreichend, da keine Gesundheitsbeeinträchtigungen »nachgewiesen« sind. Auch zur Empfehlung von Vorsorgewerten konnte sich die SSK nicht durchringen; immerhin spricht sie sich dafür aus, Grenzwerte für alle technischen Quellen und Geräte einzuführen. Außerdem empfiehlt sie, bei einzelnen Anlagen deutlich unterhalb der Grenzwerte zu bleiben, damit die Gesamtbelastung der Bevölkerung durch alle hoch- und niederfrequenten Magnetfelder an solchen Standorten nicht darüber liegt. Denn: Die gültige Bundes-Immissionsschutz-Verordnung enthält eine Reihe von Lücken; sie gilt zum Beispiel nicht für übliche Hausinstallationen, Haushaltsgeräte oder Handys.

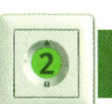

Solange die Grenzwerte der 26. BImSchV wegen des unklaren wissenschaftlichen Erkenntnisstandes nicht gesenkt werden, sollte als Vorsorgeregelung zumindest ein Minimierungsgebot eingeführt werden. Die Belastungen durch hoch- und niederfrequenten Magnetfelder sollten so gering sein, wie dies nach dem heutigen Stand der Technik mit vertretbaren Mitteln möglich ist (siehe auch Tabellen ab Seite 83).

Freiwillige Selbstverpflichtung der Mobilfunknetzbetreiber

Um die Zusammenarbeit mit den Kommunen und das Vertrauen der Bevölkerung in den Netzausbau zu verbessern, gingen die Mobilfunknetzbetreiber mit den kommunalen Spitzenverbänden im Dezember 2001 eine freiwillige Selbstverpflichtung ein, die folgende Schwerpunkte beinhaltete:

- ⇢ Verbesserung der Kommunikation mit den Kommunen durch Beteiligung bei den Planungen und der Standortauswahl für Mobilfunksendeanlagen (Bei Schulen und Kindergärten sollen vorrangig Alternativstandorte geprüft werden.)
- ⇢ Verbesserung der Verbraucherinformation durch ein von den Herstellern entwickeltes Öko-Siegel für besonders strahlungsarme Handys

⇢ Bessere Kontrolle der Grenzwerte durch Aufbau eines Netzes von Messstationen und Ausweitung der vorhandenen Messprogramme
⇢ Aufstockung der Forschungsmittel zu den gesundheitlichen Risiken des Mobilfunks
⇢ Jährliche Überprüfung durch ein unabhängiges Gutachten, ob diese Vereinbarungen eingehalten werden

Die Benachrichtigung der Kommunen bei der Mobilfunkplanung scheint zumindest in den größeren Städten zu funktionieren, spielt aber inzwischen nur noch eine geringe Rolle, da die Mobilfunknetze weitgehend ausgebaut sind und nur noch selten neue Standorte für Basisstationen gebraucht werden. Trotz der zugesicherten »vorrangigen« Prüfung von Alternativstandorten im Bereich von Kindergärten und Grundschulen wurden auch nach 2001 noch Mobilfunkstationen in unmittelbarer Nähe zu diesen sensiblen Einrichtungen gebaut.

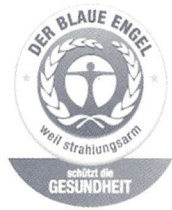

Im Juni 2002 wurden von der Jury Umweltzeichen Vergabekriterien für den »Blauen Engel, weil strahlungsarm« veröffentlicht. Mit einer Ausnahme (Kinderhandy) zeigen die Handyhersteller trotz der leicht erfüllbaren Kriterien bis heute (Januar 2010) kein Interesse, dieses Zeichen zu beantragen.

Die Bundesnetzagentur betreibt seit dem Frühjahr 2007 im Rahmen ihres Monitorings über die Auswirkungen elektromagnetischer Felder (EMF) einige EMF-Messstationen mit wechselnden Standorten in der Nähe von Mobilfunkstationen. Die dabei gewonnenen Messergebnisse sind zwar für jedermann im Internet zugänglich, sind aber für Laien zum Teil schwer nachzuvollziehen.

Vorsorgeempfehlungen der Verbraucherzentralen

Für eine bessere Vorsorge empfehlen die Verbraucherzentralen wesentlich niedrigere Werte beziehungsweise höhere **Sicherheitsabstände**. Diese Vorsorgewerte und -abstände sollten vor allem für die magnetischen Felder des Niederfrequenzbereichs und die gepulsten Felder des Hochfrequenzbereichs angewandt werden. Empfohlen werden beispielsweise:

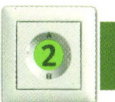

⇢ 0,2 µT für Hochspannungsanlagen, Transformatoren und Haushaltsgeräte (niederfrequente magnetische Felder). Das Ecolog-Institut, www.ecolog-institut.de, empfiehlt für Anlagen einen Vorsorgewert von 0,1 µT. Maximal werden als Gesamtbelastung aus mehreren Quellen 0,2 µT vorgeschlagen (siehe Seite 80).

⇢ 0,2 Watt/kg für Mobilfunkgeräte (gepulste hochfrequente Strahlung) Hier handelt es sich um den sogenannten SAR-Wert. Diese Spezifische Absorptionsrate steht dafür, wie viel hochfrequente Energie pro Kilogramm Körpermasse (Watt/kg) aufgenommen beziehungsweise absorbiert wird.

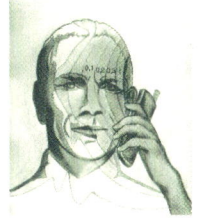

SAR Wert

⇢ Rund 20-fach größerer Sicherheitsabstand für Mobilfunk-Sendeanlagen im Vergleich zu den offiziellen Abstandsempfehlungen. Das Ecolog-Institut empfiehlt seit Juni 2000 bei den Mobilfunk-Basisstationen diese höheren Vorsorgeabstände im Vergleich zu den offiziellen Sicherheitsabständen. Begründet wird dies mit dem Vorhandensein neuerer wissenschaftlicher Befunde. Im Endeffekt bedeutet dies, dass nach Ansicht von Ecolog Mobilfunk-Basisstationen in dicht bebauten Wohngebieten und in der Nähe von Schulen, Kindergärten und ähnlichen Einrichtungen nicht mehr errichtet werden sollten. Die Vorsorgeabstände entsprechen nach der Empfehlung des ECOLOG-Instituts einem Vorsorgewert von 1,9 Volt/Meter (elektrische Feldstärke) beziehungsweise von 0,01 Watt/Quadratmeter Leistungsdichte.

3
Was kommt von draußen rein?

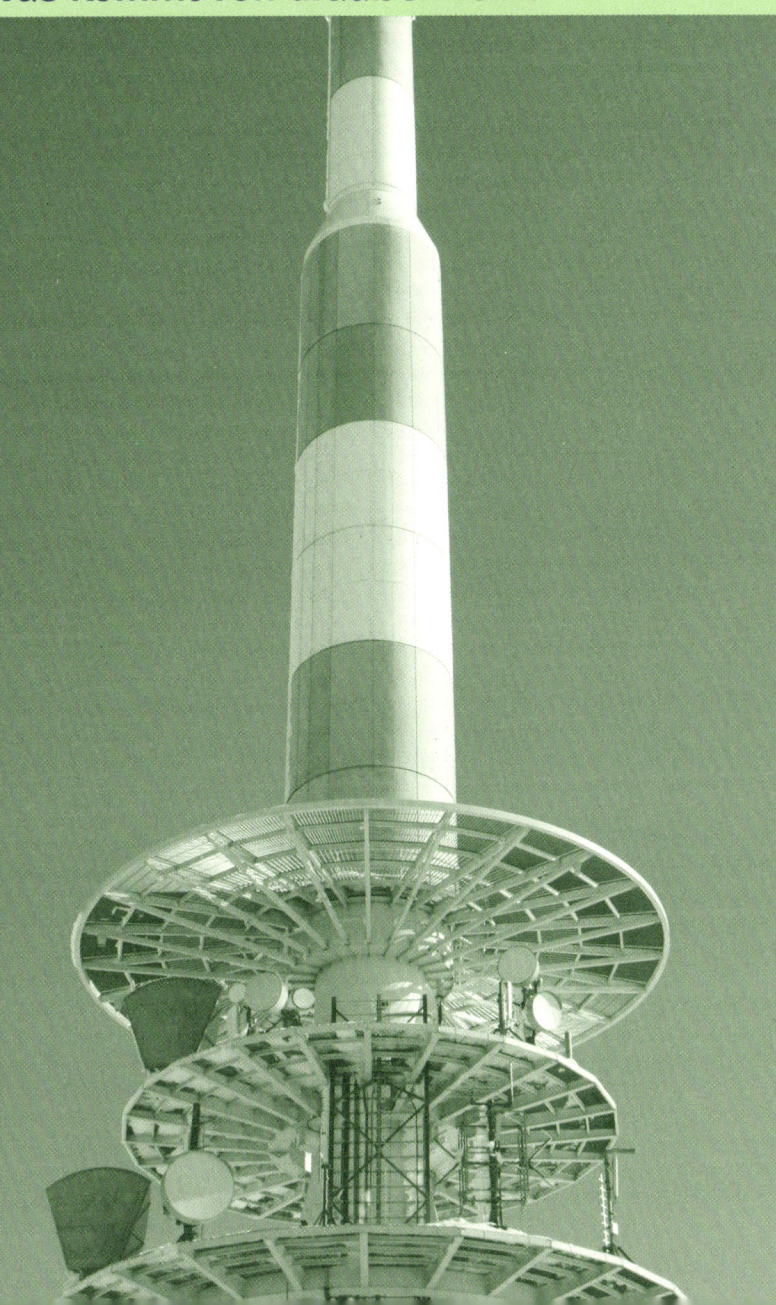

Hochspannung, Funkwellen, Mobilfunk

Elektrische Energie wird europaweit durch Wechselspannungen von 50 Hz übertragen. Die elektrische Leistung (Watt) ergibt sich aus dem Produkt von Stromstärke (Ampère) und Spannung (Volt). Die gleiche elektrische Leistung lässt sich entweder durch eine hohe Spannung bei niedrigem Strom übertragen oder durch eine geringere Spannung mit höherem Strom. Da jedoch die Leitungsverluste mit der Stromstärke zunehmen, wird für den Überlandtransport mittels Freileitung eine möglichst hohe Spannung gewählt. Dies hat den Vorteil geringerer magnetischer Feldstärken, gleichzeitig aber den Nachteil stärkerer elektrischer Felder. Allerdings spielen die elektrischen Felder in der Diskussion um gesundheitliche Beeinträchtigungen nur eine geringe Rolle, weshalb wir die Abstandsempfehlungen an dem Vorsorgewert von 0,2 µT für das magnetische Feld (siehe Seite 80) orientieren.

Nachfolgend sind Abstandsempfehlungen bezogen auf den Vorsorgewert 0,2 µT angegeben, wobei die maximale Auslastung der Leitungen nur selten erreicht wird, während die durchschnittliche eher die Regel ist.

Abstandsempfehlungen zu Hochspannungs-Freileitungen			
Spannung der Freileitung in Kilovolt	380 kV	220 kV	110 kV
Abstand bei maximaler Auslastung	160 m	120 m	95 m
Abstand bei durchschnittlicher Auslastung	100 m	70m	40 m
Nach Wissenschaftsladen Bonn, 2002; Angaben in Metern von der Trassenmitte			

Im Bundesland Nordrhein-Westfalen gibt es übrigens eine Empfehlung, dass für Neubauten in der Nähe von Hochspannungs-Freileitungen ein Schutzabstand eingehalten werden soll, der auf einem Vorsorgewert von 10 µT bei maximaler Auslastung der Leitungen beruht, also einem Zehntel des Grenzwertes nach der deutschen Verordnung über elektromagnetische Felder. Diese Regelung soll in der Praxis dazu führen, dass die Dauer-Belastungen durch Elektrosmog bei Freileitungen im Normalbetrieb in der Regel unter 1 µT sinken.

Tipp:

Im konkreten Einzelfall sind deshalb spezielle Messungen ratsam, beispielsweise wenn es um den Kauf eines Grundstücks oder einer Immobilie in der Nähe einer Hochspannungs-Freileitung geht. Nehmen Sie dafür ruhig auch Ihren Energieversorger in die Verantwortung, und bestehen Sie auf einer kostenlosen Messung!

Nachfolgend weitere Abstandsempfehlungen für diverse Leitungen, wenn der Vorsorgewert von 0,2 µT nicht überschritten werden soll:

Abstandsempfehlungen zu sonstigen Leitungen		
	Art der Leitung	Abstand
Mittelspannungsleitung	10 – 20 kV	10 – 20 m
Dachständerfreileitung	ungebündelt	2 – 6 m
	gebündelt	1 – 3 m
DB-Bahntrassen	Nebenstrecken	20 – 30 m
	Hauptstrecken	40 – 50 m
Erdkabel	Niederspannung	1 – 5 m
	Mittelspannung	1 – 3 m
	110 kV	10 m
Nach Wissenschaftsladen Bonn, 1999		

Transformatoren: brummende Felder

Auch Trafostationen (Mittelspannungsstationen) können beträchtliche Magnetfelder aufbauen: Direkt an den Außenwänden von Trafostationen lassen sich Werte von bis zu 50 µT messen! Was angesichts der Formel »Leistung = Stromstärke x Spannung« nicht verwundern kann: Wenn im Trafohäuschen zum Beispiel eine Mittelspannung von 10.000 Volt auf eine Niederspannung von 400 Volt verändert wird, hat dies eine 25-fache Stromerhöhung zur Folge und damit eine entsprechende Erhöhung der magnetischen Felder. Besonders starke Felder gibt es jeweils auf der Verteilerseite – also da, wo die Niederspannungskabel zu den Verbrauchern abgehen. Die Feldstärke nimmt jedoch in der Regel mit dem Abstand rasch ab.

Trafostationen sollten möglichst nicht in Wohnhäuser eingebaut werden. Wo dies der Fall ist, sollten rund drei bis sechs Meter Abstand gehalten beziehungsweise die direkt angrenzenden Räume nicht dauerhaft zum Wohnen genutzt werden.

Je nach Bauart und Leistung einer Trafostation ergeben sich unterschiedliche Sicherheitsabstände. Man unterscheidet zwischen den großen »Garagenstationen« oder Trafohäuschen und den kleinen Kompaktstationen, die Leistung wird angegeben in kVA (Kilovoltampère). Garagenstationen haben etwa die Größe einer Garage und sind oft an Häuser angebaut, Kompaktstationen sind frei stehende Kästen von zum Beispiel 1,5 m Breite und Höhe und rund

Abstandsempfehlungen bei Trafostationen

Trafoleistung	Kompaktstation	Trafohäuschen, Garagenstation
250 kVA	1 m	2 – 3 m
400 kVA	1 – 2 m	3 – 4 m
630 kVA	2 – 3 m	4 – 6 m

Nach Wissenschaftsladen Bonn, 2006

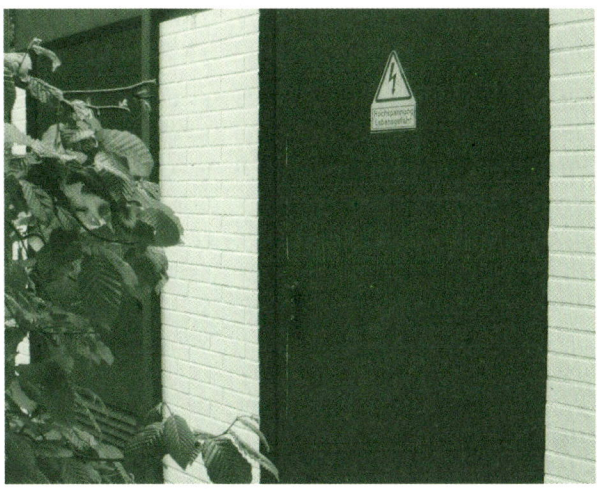
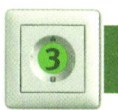

Trafo:
Garagenstation

2,5 m Länge. Bei gleicher Leistung erzeugen Kompaktstationen schwächere Felder als Garagenstationen.

Auf die vielen Transformatoren, die wir mit den unterschiedlichsten Geräten und Beleuchtungskörpern ins Haus bringen, wird im Kapitel Haushaltsgeräte (auf Seite 52 ff.) eingegangen.

Dachständerleitungen

In ländlichen Gegenden werden Häuser noch häufig per **Freileitung** über das Dach mit Strom versorgt. Die Leitungen werden von Dach zu Dach über auf den Häusern installierte Ständer geführt und Dachständerleitungen genannt. Im Umkreis von einigen Metern um diese Leitungen können erhöhte magnetische Felder entstehen.

Eine erhöhte Belastung kann es nur für diejenigen geben, die im Dachgeschoss wohnen. Dachständerleitungen gibt es in zwei Ausführungen: Entweder bestehen sie aus vier oder fünf dünnen nicht isolierten getrennt geführten Lei-

Was kommt von draußen rein?

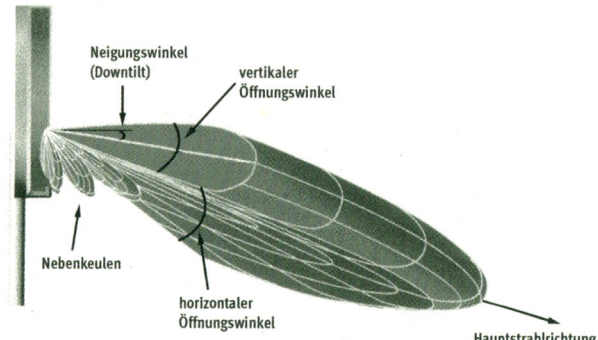

Dachständerleitung Strahlenbereich einer Sektorantenne

terseilen (ungebündelte Leitung) oder aus einem einzelnen dicken Kabel, das durch Verdrillen der isolierten Leiterseile entstanden ist (Bündelleitung). Ungebündelte Dachständerleitungen verursachen die stärkeren Belastungen, gebündelte Leitungen führen nur selten zu erhöhten Magnetfeldern. Die Stärke der Magnetfelder hängt wesentlich von der Strombelastung der Leitung ab. Wenn die Leitung nur wenige Privatwohnungen versorgt oder gar am eigenen Haus endet, ist die Feldbelastung vernachlässigbar klein. Werden dagegen viele Häuser oder Gewerbebetriebe und öffentliche Gebäude (zum Beispiel Schulen) versorgt, kann die Felderzeugung der Leitung größer sein und ist kaum abschätzbar.

Die Bündelung einer ungebündelten Dachständerleitung ist eine Sanierungsmaßnahme, die der Stromversorger meist gegen Übernahme der Kosten (einige tausend Euro) durchführt. Für Hausbesitzer ist es leichter als für Mieter, emissionssenkende Maßnahmen zu veranlassen. Ein Rechtsanspruch dafür besteht allerdings nicht.

Als ersten Schritt sollten Sie dem Stromversorger den begründeten Sanierungswunsch schriftlich mitteilen. Es ist ratsam, gesundheitliche Bedenken wegen der Feldexposition (siehe Glossar auf Seite 79) als Begründung zu vermeiden. Sie werden mit dem Hinweis auf die stets eingehaltenen gesetzlichen Grenzwerte nicht anerkannt. Als Begründung akzeptiert werden technische Störungen durch die Felder zum Beispiel bei Computer- und Fernsehbildschirmen, eine Brummbelästigung durch alte Trafos oder eine glaubhafte ästhetische Beeinträchtigung bei ungebündelten Dachständerleitungen. Auch Bäume, die man erhalten möchte und die in eine ungebündelte Dachständerleitung zu wachsen drohen, werden manchmal als Begründung akzeptiert. Wie weit der Stromversorger zu einem Entgegenkommen bei den Kosten bereit ist, hängt auch vom Alter der zu sanierenden Anlage ab.

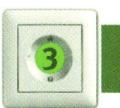

Elektrische Bahnen

An elektrifizierten Bahntrassen der Deutschen Bahn entstehen durch die Fahrströme in den Oberleitungen und den Schienen Belastungen durch magnetische Wechselfelder, wobei die magnetische Feldstärke proportional zur Stromstärke ist. An stark befahrenen Hauptstrecken sind die Felder daher intensiver als an Nebenstrecken oder reinen S-Bahnstrecken. Besonders hohe Felder werden durch schwere Güterzüge erzeugt. Die Stromfrequenz des Bahnstroms liegt im Unterschied zum öffentlichen Netzstrom (50 Hz) bei einer Frequenz von 16,7 Hz. Da diese Bahnstromfrequenz nur in wenigen europäischen Ländern eingesetzt wird, sind die biologischen Wirkungen solcher Bahnstromfelder weniger erforscht als die Netzstromfelder mit 50 Hz. Empfohlen wird, die Bahnstromfelder vorsorglich wie 50 Hz-Felder einzustufen, obwohl sie möglicherweise wegen ihrer geringeren Frequenz biologisch weniger wirksam sind.

Was kommt von draußen rein?

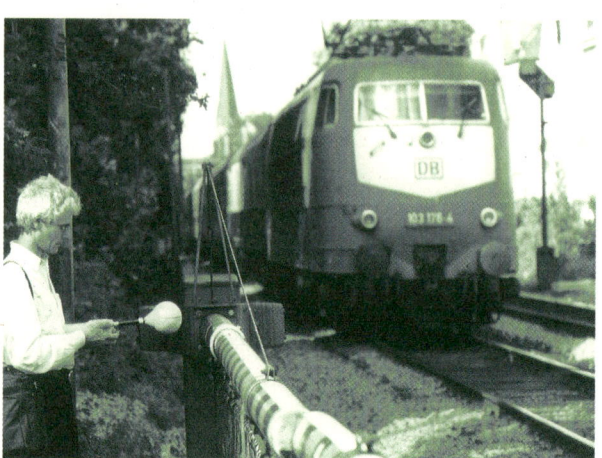

Messung Bahn

Straßenbahnen und Stadtbahnen fahren mit Gleichstrom. Die dabei entstehenden Gleichfelder gelten im Vergleich zu Wechselfeldern als biologisch besser verträglich.

Sendeanlagen: Basisstation auf dem Dach?

Zur Genehmigung von Sendeanlagen mit mehr als zehn Watt Ausgangsleistung – darunter Mobilfunkbasisstationen, Radio- und Fernsehsender, Richtfunkstrecken oder Radaranlagen – muss der Betreiber der Bundesnetzagentur (BNetzA,) www.bundesnetzagentur.de, Berechnungen über die zu erwartenden elektromagnetischen Belastungen vorlegen. Unter Berücksichtigung bereits vorhandener anderer Strahlungsquellen und der gültigen Personenschutzgrenzwerte – sie setzen sich aus den Grenzwerten der deutschen Verordnung über elektromagnetische Felder, den Grenzwerten zum Schutz von Herzschrittmacherträgern nach DIN VDE 0848 sowie den internationalen Grenzwerten der International Commission on Non-Ionizing Radiation Protection (ICNIRP) zusammen – werden aufgrund dieser Berechnungen die Sicherheitsabstände zum Schutz von Personen festgelegt. Die Behörde stellt eine sogenannte **Standortbescheinigung** aus, die den Sicherheitsabstand angibt. Dieser offizielle Abstand beträgt zum Beispiel bei Mobilfunkstationen für einzelne Antennen 3 bis 8 Meter, für ganze Standorte 10 bis 15 Meter.

Da durch die existierenden Grenzwerte nur die nachgewiesenen gesundheitlichen Wirkungen berücksichtigt werden, sollte unserer Ansicht nach aus Vorsorgegründen der Abstand zwanzigmal so groß sein wie der offizielle Sicherheitsabstand, der laut Standortbescheinigung der Regulierungsbehörde vorgegeben ist. Im Zweifelsfall sollte man beim Betreiber der Anlage Einsicht in die Standortbescheinigung verlangen. Falls dies verweigert wird, sind die offiziellen Sicherheitsabstände bei der Regulierungsbehörde zu erfahren.

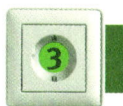

Die Sicherheitsabstände beziehen sich auf den Hauptstrahlbereich (siehe Abb. unten). Außerhalb des Hauptstrahlbereiches ist die Strahlung wesentlich schwächer (wie bei einem Leuchtturm), der Sicherheitsabstand kann dann kleiner sein.

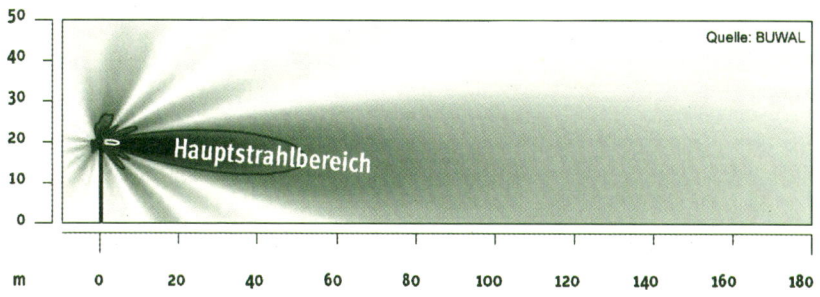

Hauptstrahlbereich

Es ist wichtig zu wissen, dass die Mobilfunksender in eine Hauptstrahlrichtung leicht geneigt zum Erdboden in einer fächerähnlichen Form senden (siehe Abbildung auf Seite 33). Die elektromagnetische Strahlung ist nicht direkt nach unten ins Hausinnere gerichtet.

Hinzu kommt, dass die **Baustoffe** des Hauses die Strahlung zusätzlich dämpfen – Betonwände zum Beispiel mehr als einfaches Fensterglas. Ob dennoch eine restliche Strahlung in der darunterliegenden Dachwohnung oder der auf gleicher Höhe gegenüberliegenden Wohnung ankommt und ob eine Abschirmung lohnt – dies kann nur eine Messung vor Ort klären, da dies von vielen Faktoren abhängig ist.

Hinweis

Um es noch einmal zu betonen: Wenn Sie den von uns empfohlenen größeren Sicherheitsabstand einhalten, sind Sie auf der sichereren Seite. Auch die Sendeanlage hoch oben auf einem Kirchturm ist (wissenschaftlich gesehen) für die Strahlungsbelastung der Bevölkerung weit weniger problematisch als eine Anlage auf einem Gebäude, welches auf gleicher Höhe zu anderen Häusern liegt. Erst bei einem geringeren Abstand beziehungsweise direkt gegenüber der Sendeanlage sollten Sie sich mit dem Thema intensiver beschäftigen. Verstehen Sie diesen Wert aber nur als Orientierung: Innerhalb dieses vorsorglichen Sicherheitsabstands kann die Belastung erhöht sein, ist es aber oft nicht. Das hängt neben der Abstrahlcharakteristik der Sendeantennen auch von der Abschirmung durch Gebäude sowie bei kleineren Abständen auch von der Höhendifferenz zu den Antennen ab. Außerhalb der Hauptstrahlrichtung und wenn die Antennen durch Gebäude verdeckt sind, kann man mit einer deutlich verringerten Belastung rechnen. Wir empfehlen, im Zweifelsfall einen Sachverständigen hinzuzuziehen.

Von rechtmäßig bis rechtlos

Inzwischen gibt es Gerichtsurteile, die Ihnen helfen könnten, gegen eine geplante, aber vielleicht auch gegen eine bereits bestehende Sendeanlage vorzugehen. Nachfolgend einige besonders wichtige Entscheidungen:

⸺⟩ Verwaltungsgericht Düsseldorf, August 2001 (Az 9 L 1021/01): In vielen Landesbauordnungen liegt die Baugenehmigungsfreiheit bei bis zu zehn Metern Höhe, das heißt die Anlagen sind lediglich anzeigepflichtig gegenüber der zuständigen Behörde. Es gibt jedoch Ausnahmen, bei denen auch Antennen unter zehn Metern Höhe eine Genehmigung brauchen: Ein Grund kann eine gewerbliche Nutzungsänderung bei einem sogenannten reinen Wohngebiet und eine damit erforderliche Baugenehmigung sein.

⸺⟩ Begründung für Versagung, Oberverwaltungsgericht (OVG) Münster (Az: 10A2999/07): Eine derartige Ansammlung von Sendemasten verändert den optischen Charakter des Ortsteils nachhaltig und ist deshalb nicht zulässig.

⸺⟩ Ein anderer Grund ist das Alter des Bebauungsplans: Für Bebauungspläne aus dem Jahr 1990 und den Jahren danach sind Fernmeldeanlagen (dazu zählen auch Mobilfunkanlagen) in Wohngebieten »ausnahmsweise zulässig«. Bei Bebauungsplänen aber, die vor 1990 aufgestellt wurden, sind »Fernmeldeanlagen in Wohngebieten eben nicht ausnahmsweise zulässig«. Liegt also ein älterer Bebauungsplan vor, benötigt der Betreiber eine »Befreiung von der Festsetzung des Bebauungsplans«. Hier bietet sich die Möglichkeit, bei bestehenden Sendeanlagen in reinen Wohngebieten das »Einfordern nachträglicher Genehmigungsanträge« zu prüfen. Aber Achtung: Nachbarklagen werden in der Regel als verspätet abgewiesen, wenn die Betroffenen erst mehr als ein Jahr nach dem Baubeginn ihren Widerspruch eingelegt haben.

⸺⟩ Amtsgericht Augsburg, September 2001 (Az 3 UR II 70/01 WEG): Zwei Miteigentümer einer Wohnanlage klagten gegen die Mehrheitsentscheidung der Eigentümerversammlung, eine bereits bestehende Sendeanlage um eine weitere zu erweitern. Der Beschluss

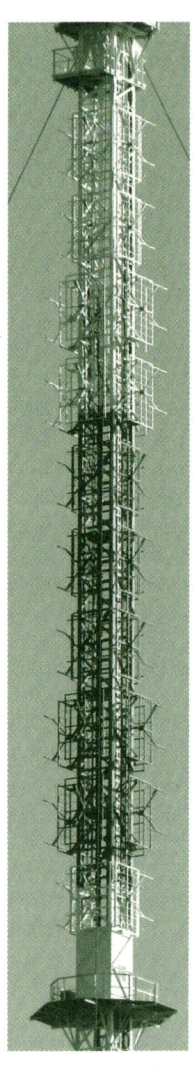

Großsender (UKW)

der Versammlung wurde für rechtswidrig erklärt mit der Begründung, es bestehe die Gefahr einer Wertminderung der Hausanteile. In der Immobilienbranche wird tatsächlich festgestellt, dass Mobilfunkanlagen den Wert von Immobilien zurzeit um 10 bis 20 Prozent vermindern können. Zur Installation oder Erweiterung einer Sendeanlage auf dem Dach einer Wohnanlage ist die Zustimmung aller Miteigentümer erforderlich.

Klagen mit der Begründung einer gesundheitlichen Gefahr sind seit März 2002 ziemlich aussichtslos: Das **Bundesverfassungsgericht** stellte damals fest, dass ein einzelnes Gericht nicht in der Lage sei, eine Gesamteinschätzung der wissenschaftlichen Diskussion zu leisten. Zudem müsse der Staat die geltenden Grenzwerte nicht verschärfen, wenn noch keine verlässlichen Erkenntnisse vorliegen würden. Fazit für alle Klagewilligen: Klagen sind nur erfolgversprechend bei Begründungen im Bereich Bauordnung, Baugenehmigung, Wertminderung oder starker optischer Beeinträchtigung (bei großen Stationen). Die Bedingungen für eine erfolgversprechende Begründung sind nur sehr selten gegeben.

TV- und Rundfunksender

TV- und Rundfunksender sind meistens Großsender mit Sendeleistungen, die wesentlich über den Leistungen von Mobilfunkstationen liegen. Anders als Mobilfunksender stehen sie meistens in dünnbesiedelten Gebieten auf Bergen oder Anhöhen mit häufig größerem Abstand zu Wohnbebauungen. Die Abstrahlung erfolgt meist aus größerer Höhe und ist wegen der angestrebten höheren Reichweite fast parallel zur Erdoberfläche ausgerichtet. Von den möglicherweise erhöhten Immissionen durch diese Sendeanlagen ist daher nur ein sehr kleiner Teil der Bevölkerung betroffen. Wegen der im Einzelfall sehr unterschiedlichen lokalen Gegebenheiten sind hier Abschätzungen und Voraussagen nicht möglich. Bei Bedarf sollte man ein Messinstitut beauftragen.

RFID – Radio Frequency Identification

Unter RFID (Radio Frequency Identification) versteht man ein Verfahren zur automatischen und berührungslosen Identifikation von Gegenständen und Lebewesen mittels elektromagnetischer Felder und Wellen. Die Anwendungsmöglichkeiten sind jetzt schon sehr vielfältig und werden in Zukunft noch erheblich zunehmen:

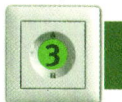

- ⸺⟩ **Diebstahlsicherung** zum Beispiel in Kaufhäusern
- ⸺⟩ **Identifikation von Personen** (zum Beispiel Reisepass seit 2005) und Tieren (seit 1970er Jahren)
- ⸺⟩ **Wegfahrsperren** für Autos
- ⸺⟩ **Zugangskontrollen** (Fahrkarten, Eintrittskarten, elektronische Haustürschlüssel)
- ⸺⟩ **Warenbestandsmanagement** (Bibliotheken, Einzelhandel, Frachtcontainer)

Die Systeme bestehen aus einem Transponder (Kunstwort aus Transmitter = Sender und Responder = Antworter) und einem Lesegerät. Die Transponder, zum Beispiel ein als Diebstahlsicherung an einer Ware angebrachtes Spezialetikett oder der Chip im Reisepass, besitzen meist keine eigene Energieversorgung und geben außer beim Auslesen keine Strahlung ab. Sie beziehen während des Auslesevorgangs die zum Antworten erforderliche Energie durch Induktion aus dem elektromagnetischen Feld des Lesegerätes. Die Auslesereichweite beträgt bei Transpondern ohne Batterie nur einige Zentimeter.

Während die Transponder nur beim Lesevorgang eine schwache elektromagnetische Strahlung abgeben und somit keine gesundheitlich relevanten Immissionen verursachen, erzeugen die Lesegeräte stärkere elektromagnetische Felder mit unterschiedlichen Frequenzen (9 kHz – 2.450 MHz).

Häufige Anwendungen von RFID sind die Diebstahlsicherungen in Kaufhäusern. Beim Passieren der an den Ausgängen installierten Sicherungssysteme verursacht ein nicht deaktiviertes Sicherungsetikett eine Störung im Feld des Sicherungssystems und löst damit einen Alarm aus. Die Felder der Sicherungssysteme sind sehr stark und können sogar über den für diese Anlagen allerdings nicht gültigen gesetzlichen Grenzwerten liegen.

Wegen der sehr kurzen Einwirkdauer während des Passierens sind gesundheitliche Risiken aber unwahrscheinlich. Personen mit Herzschrittmachern oder anderen medizinischen Implantaten könnten aber gefährdet sein. Sie sollten diese Sicherungssysteme zügig durchschreiten, um das Risiko einer akuten Störung zu vermeiden.

4 Funkanlagen zu Hause: Handys, Schnurlostelefone

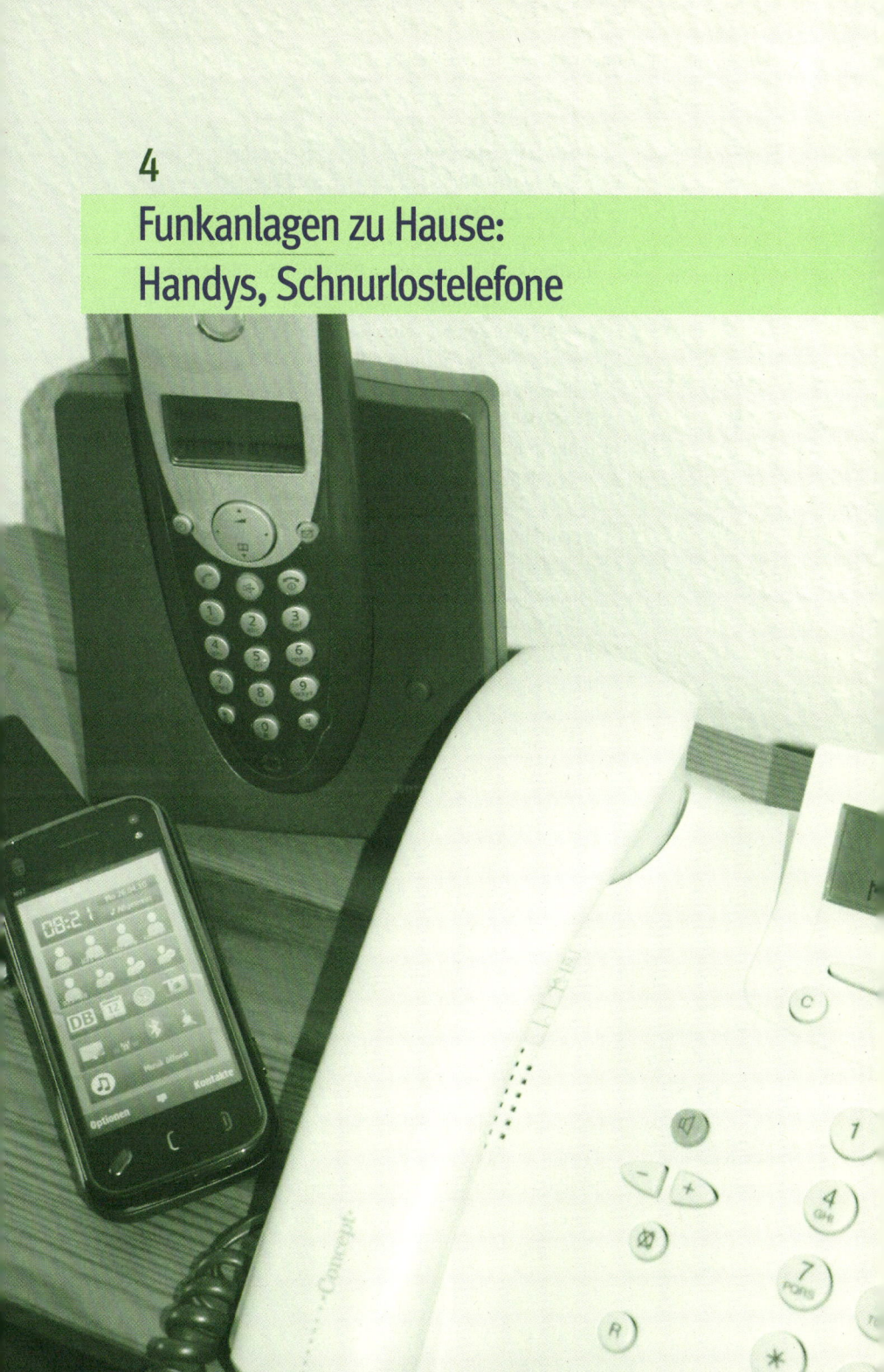

100 Millionen Handys in Deutschland

Mittlerweile soll es hierzulande über 100 Millionen Handys geben. Der große Wachstumsboom ist zwar vorbei, doch wer zur Gemeinde der Mobiltelefonierer gehören möchte, ohne dafür möglicherweise langfristige Gesundheitsgefahren zu riskieren, sollte die Wahl seines Handys nicht allein von Werbesprüchen, Funktionen und durchgestrichenen Preisen abhängig machen. Hier sind unsere Empfehlungen:

Der maximal zulässige internationale Grenzwert der IC-NIRP (International Commission on Non-Ionizing Radiation Protection) für die elektromagnetische Strahlung des Handys, die im Kopf in Wärme umgewandelt wird, liegt bei zwei Watt/kg (SAR-Wert). Der Grenzwert berücksichtigt allerdings nur die nachgewiesenen gesundheitlichen Wirkungen. Aus Vorsorgegründen empfehlen wir deshalb Geräte mit einem niedrigen SAR-Wert zu nutzen also nur 0,2 Watt/kg.

Der SAR-Grenzwert der ICNIRP für die Ganzkörperbestrahlung zum Beispiel durch Sendemasten beträgt 0,08 W/kg (Watt pro Kilogramm), der daraus abgeleitete Grenzwert für die Teilkörperbestrahlung durch ein Mobiltelefon 2 W/kg.

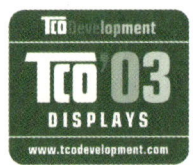

TCO-Siegel für Handys

Inzwischen gibt es für Handys zwei unabhängige Ökosiegel: Zum einen das internationale TCO-Zeichen (für Handys seit 2001), das schon bei Computermonitoren erfolgreich die Strahlungsarmut signalisiert. Leider ist der hierfür vorgesehene Grenzwert von 0,8 Watt/kg noch zu hoch, aber es ist dennoch ein erster Schritt in die richtige Richtung. Zusätzlich zum SAR-Wert fordert die TCO-Norm für Handys noch einen möglichst großen TCP-Wert (Tele Communication Power) von mindestens 0,3 Watt. Der TCP-Wert gibt an, wie groß die für die Verbindung zur Mobilfunkstation zur Verfügung stehende Sendeleistung nach Abzug der vor allem vom Kopf der telefonierenden Person absorbierten Strahlung noch ist. Zum anderen gibt es den deutschen »Blauen Engel, weil strahlungsarm« für Mobiltelefone seit 2002. Der SAR-Wert darf hier 0,6 Watt/kg nicht überschreiten. Allerdings »boykottieren« die Handyhersteller – wie schon erwähnt – mit einer Ausnahme bislang (Januar 2010) beide Zeichen.

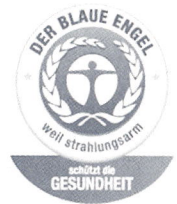

Umweltzeichen, weil strahlungsarm

Der SAR-Wert gibt nur die Strahlenbelastung bei maximaler Sendeleistung des Handys an. Da ein Handy aber seine Sendeleistung nach Bedarf herunterregelt und nur bei schlechter Funkversorgung mit maximaler Leistung sendet, ist der SAR-Wert nur bedingt zur Beurteilung der Strahlenbelastung während eines Telefonates mit dem Handy am Ohr geeignet.

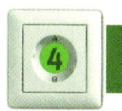

Um diesem Mangel abzuhelfen, wurden in den letzten Jahren zur Bewertung der Strahlenbelastung bei Handytelefonaten zwei weitere Messgrößen entwickelt, welche die Strahlenbelastung besser darstellen, der TCP-Wert (angegeben in Watt) aus der schwedischen TCO-Norm für Handys und der normierte connect-Strahlungsfaktor (siehe Glossar auf Seite 78) der Fachzeitschrift connect, der für strahlungsarme Handys eine negative Zahl ist. Bei einem strahlungsarmen Handy ist der SAR-Wert möglichst niedrig, er sollte zumindest kleiner sein als 0,6 Watt/kg, am besten nicht größer als 0,2 Watt/kg. Der TCP-Wert dagegen sollte groß sein, auf jeden Fall größer als 0,3 Watt. Der connect-Strahlungsfaktor sollte nicht größer als -0,5 sein.

Um günstige Strahlungswerte für die aktuellen Handymodelle in Erfahrung zu bringen, gibt es folgende Möglichkeiten:

- Hersteller oder Netzanbieter deklarieren in der Regel den SAR-Wert in den zu jedem Mobiltelefon bereitgestellten Angebotslisten oder bei den Handyangeboten im Internet. Also immer auf den Wert achten.
- Sie studieren die Handy-Testergebnisse in »ComputerBild«, der Test-Zeitschrift, die regelmäßig auch die Strahlungswerte der aktuellen Handymodelle testet und dabei mit dem renommierten Institut für Mobil- und Satellitenfunktechnik in Kamp-Lintfort zusammenarbeitet. Allerdings testen inzwischen auch andere Institutionen unregelmäßig die Handystrahlung (zum Beispiel Zeitschrift Connect www.connect.de, Internet-Zeitschrift Xonio www.xonio.com, Stiftung Warentest www.test.de) beziehungsweise veröffentlichen die von den Herstellern angegebenen SAR-Werte.
- Sie informieren sich im Internet: Unter www.handywerte.de gibt es aktuelle SAR-Werte und connect-Strahlungsfaktoren von Handys. Übrigens stellt auch das Bundesamt für Strahlenschutz unter www.bfs.de und dem Link »Handy SAR-Werte« die aktuellen Werte ins Netz. Obwohl kein Hersteller bisher das TCO-Label für strahlungsarme Handys beantragt hat, testet das TCO-Development in unregelmäßigen Abständen die Strahlungseigenschaften von Handys und veröffentlicht deren SAR- und TCP-Werte im Internet unter www.handyzertifizierung.de.

Die Auswahl und Nutzung eines **strahlungsarmen Handys** ist umso wichtiger, wenn Sie sich folgendes vor Augen halten:

Die persönliche Belastung durch elektromagnetische Strahlung erfolgt in der Regel hauptsächlich durch das Telefonieren mit dem Handy. Dabei können Belastungen bis nahe an die viel zu hohen Grenzwerte auftreten. Die Belastung durch die allgegenwärtigen Mobilfunk-Sendeanlagen ist demgegenüber in der Regel eher zu vernachlässigen – es sei denn, man wohnt nahe dran.

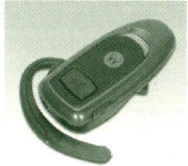

Hinweis

Entscheiden Sie sich für Handys mit integrierter Freisprecheinrichtung oder verwenden Sie ein Headset (= kleiner Ohrhörer und externes Mikrofon): Das Handy beziehungsweise die Antenne muss nicht mehr direkt an den Kopf gehalten werden. Auch Funk-Headsets (sogenannte Bluetooth-Headsets ohne Kabel) tragen zur Verringerung der Strahlenbelastung des Kopfes beim Telefonieren bei.

Soweit unsere Empfehlungen zur Handyauswahl. Es gibt freilich noch eine Fülle weiterer Möglichkeiten, sich beim Telefonieren mit dem Handy vorsorglich gegen vermeidbare Risiken zu schützen:

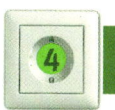

Mobiltelefone senden auch in **Bereitschaftsschaltung** Strahlung aus. Sie sollten deshalb so oft wie möglich abgeschaltet werden, vor allem auch nachts! Falls Sie Sorge haben, trotz Ihrer Mailbox etwas Wichtiges zu verpassen, dann lassen Sie den Störenfried zumindest nicht zu dicht am Kopfende des Bettes liegen. Vor allem Kinder und Jugendliche sollten sich nicht daran gewöhnen, das Handy in Bereitschaftsschaltung ständig am Körper beispielsweise in der Hosentasche zu tragen. Französische Experten empfehlen, Mobiltelefone nicht in der Nähe von empfindlichem Körpergewebe zu tragen, wie dem Bauch von Schwangeren oder den Keimdrüsen von Heranwachsenden.

Beim Telefonieren im Auto hilft die **Freisprecheinrichtung**, dass der Fahrer weniger abgelenkt wird, und es wird eine erhöhte Strahlenbelastung im abschirmenden Auto vermieden. Wegen der generellen Ablenkung vom Verkehrsgeschehen sollten Sie Telefonate auch mit Freisprecheinrichtung während der Fahrt vermeiden.

Ein eingeschaltetes Handy meldet sich in größeren zeitlichen Abständen mit einem kurzen Signal bei der nächsten Basisstation, sendet aber in der übrigen Zeit nicht. Sobald man mit einem eingeschalteten Handy die übergeordnete Funkzelle (Location Area) wechselt, sendet es ein Signal mit maximaler Sendeleistung aus, sodass es bei Autofahrten zu einer ausgeprägten Sendetätigkeit kommt. Daher sollte man bei längeren Fahrten mit hoher Geschwindigkeit das eingeschaltete Handy nicht am Körper tragen, auf keinen Fall in der linken Brusttasche des Hemdes.

[ ] **Tipp:**

Das Handy sollten Sie erst dann näher ans Ohr halten, wenn die Verbindung hergestellt ist, denn der Verbindungsaufbau erfolgt zumindest bei volldigitalen Mobilfunknetzen nach dem sogenannten GMS-Standard mit maximaler Sendeleistung. Auch bei schlechtem Empfang beziehungsweise Hindernissen zwischen Handy und Basisstation muss die Sendeleistung des Handys erhöht werden. Die Benutzung in Innenräumen, Autos oder Zügen ohne Repeater führt deshalb zu einer höheren Strahlenbelastung als die Benutzung im Freien.

Eine Empfehlung aus England vom Mai 2000 lässt aufhorchen: Eine unabhängige Expertengruppe kam im Auftrag der Regierung zu der Schlussfolgerung, dass Kinder gegenüber der Handystrahlung empfindlicher seien und zwar wegen des sich noch entwickelnden Nervensystems und der größeren Absorptionsrate für Energie; ein fünfjähriges Kind kann etwa 60 Prozent mehr Strahlung absorbieren als ein Erwachsener. Kinder sollten dieser Studie zufolge alle nicht notwendigen (gibt es für Kinder notwendige Telefonate?) Handytelefonate unterlassen. Die Wiener Ärztekammer fordert seit 2005 ein Handyverbot für Kinder unter

16 Jahren (ww.aekwien.at). Die bayerische Landesregierung erließ im März 2006 ein Handyverbot an Schulen.

Das EU-Parlament hat die Mitgliedsstaaten im September 2008 aufgefordert, strengere Gesetze für Handystrahlung einzuführen. Frankreich folgte als erstes Land der EU diesem Aufruf und bereitete ein Gesetz vor, das Schülern bis 14 Jahren die Handynutzung an Schulen untersagen soll.

Auf ein Handy für das Kind sollte so lange wie möglich verzichtet werden. Es gibt zwar inzwischen ein spezielles Kinderhandy, das mit dem Blauen Engel ausgezeichnet ist (SAR=0,59 W/kg, aber wenn es denn schon sein muss, sollten Sie besser gleich ein normales strahlungsminimiertes Handy mit Guthabenkarte (Prepaid) kaufen.

Mittlerweile werden auch spezielle Handys für Senioren angeboten. Sie sind meist wegen der größeren Tastaturen etwas klobig und schwer, aber besonders einfach zu bedienen. Sie haben teilweise extra laute Klingeltöne, eine hohe Empfangslautstärke und große Displaydarstellungen, aber leider im Vergleich zu normalen Einfachhandys auch besonders hohe Preise. Neben ausgesprochen strahlungsarmen Modellen gibt es auch Geräte mit hohem SAR-Wert. Senioren, die Geld (und Gewicht) sparen wollen, sind mit einem normalen Handy ohne technischen Schnickschnack oder einem Althandy, das sie weiternutzen, meist genauso gut bedient.

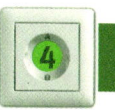

Übrigens: Natürlich sind auch Menschen, die kein Handy benutzen, manchmal einer erhöhten Strahlungsbelastung ausgesetzt und zwar immer dann, wenn sie sich nahe genug an den Sendeantennen aufhalten (zum Beispiel telefonierender Sitznachbar im Zug ohne Repeater). In einem Bahnwaggon (ICE) mit Repeater ist die Belastung durch telefonierende Personen für Nichtnutzer mindestens zehnmal niedriger als in Wagons ohne Repeater. Für Nutzer ist der Belastungsrückgang noch wesentlich größer.

Ein **Repeater** verbessert also nicht nur die Verbindung zwischen Handy und Mobilfunknetz, er reduziert auch während der Telefonate die Belastungen für Nutzer und Nichtnutzer. Werden keine Gespräche geführt, so ist die Belastung trotz der Verstärkung durch den Repeater nicht größer als im Freien, weil ein Repeater höchstens so weit verstärken darf, bis die Schirmwirkung der Fahrzeughülle ausgeglichen ist. Bei einer größeren Verstärkung würde das Fahrzeug selbst nach außen hin zur Strahlenquelle und könnte Störungen verursachen. Wegen der in den Zügen der Deutschen Bahn verwendeten Schlitzkabel-Antennen kommt es nicht zu punktuellen Immissionserhöhungen durch den Repeater. Am besten ist freilich ein Wagen, in dem die Nutzung von Handys verboten ist.

Handy im Flugzeug

Seit Frühjahr 2008 sind in Deutschland und der EU Handytelefonate während **Flugreisen** rechtlich erlaubt. Damit ein Handy auch noch bei einer Flughöhe von zehn Kilometern funktioniert, muss an Bord eine eigene Funkzelle installiert sein. Das Gespräch wird dann von einer außen am Flugzeug installierten Antenne abgestrahlt und über einen Satelliten abgewickelt. Die bei Telefonaten in einem entsprechend ausgerüsteten Flugzeug auftretenden Strahlenbelastungen innerhalb der Flugzeugkabine sind wegen der sehr kleinen Abstände zwischen der Station an Bord und den Handys sehr gering. Die Sendeleistungen betragen nur 0,1 – 0,3 mW, das ist weniger als bei einem Schnurlostelefon. Die Kosten für ein Gespräch werden wegen des aufwendigen Roamings allerdings recht hoch sein. Von zwei bis drei Euro pro Minute ist auszugehen.

Die beiden größten deutschen Fluggesellschaften Lufthansa/Germanwings und Air Berlin/LTU lehnen bisher die Einrichtung von Mobilfunkdiensten im Interesse der Ruhe an Bord ab. Als Problem wird die geringe Akzeptanz vor allem bei Vielfliegern und Geschäftsreisenden genannt, welche die Flugkabine als letzte Oase betrachten, wo man Ruhe finden und sich entspannen kann. Daher sind für den Mobilfunk in der Luft zum Schutz der Reisenden vor Dauergequassel der Sitznachbarn vom Bordpersonal einschaltbare spezielle Betriebsarten vorgesehen, die nur SMS und E-Mail erlauben.

Wo wir gerade beim Fliegen sind: Die für den Einsatz auf Flughäfen vorgesehenen sogenannten Nacktscanner (**Ganzkörperscanner**) arbeiten mit Terahertzwellen, einer elektromagnetischen Strahlung im Frequenzbereich von 100 GHz bis 10.000 GHz. Der Frequenzbereich liegt zwischen den Mikrowellen und dem Infrarot und wurde früher als fernes Infrarot (FIR) bezeichnet. Terahertzwellen können die Materialien, aus denen übliche Kleidung besteht, durchdringen und werden von der Körperoberfläche teilweise reflektiert. Aus der reflektierten Rückstrahlung kann in einem Empfänger ein Bild der reflektierenden Fläche erzeugt werden.

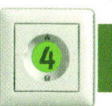

Die biologischen Eigenschaften von Terahertzwellen sind bisher noch so gut wie nicht untersucht worden. Aufgrund der extrem geringen Eindringtiefe in den Körper wären allenfalls erhöhte Risiken bei Hauterkrankungen denkbar. Wegen der geringen Strahlungsintensitäten und nur gelegentlichen sehr kurzfristigen Expositionen dürften Ganzkörperscanner gesundheitlich unbedenklich sein. Für Träger von Herzschrittmachern und anderen medizinischen Implantaten besteht wahrscheinlich keinerlei Risiko.

Das Bundesamt für Strahlenschutz fordert den Einsatz passiver Scanner, die ganz ohne eigene Strahlenquellen auskommen. Diese nutzen zum Bildaufbau die sehr schwache Terahertzstrahlung der menschlichen Haut.

Bedenken haben müsste man eher wegen eines weiteren Schrittes in Richtung »Big-Brother-Staat«, den die vorgesehene Einführung der Scanner bedeuten würde: Wer sich an so eine intime »Durchleuchtung« erst einmal gewöhnt hat, wird bei weniger körpernahen Observationen auch weniger Bedenken haben.

Schnurlose Telefone: schwache Strahlung?

Schnurlose Telefone sind ebenfalls in die Kritik geraten. Hierbei gibt es zwei Standards: Zum einen den alten sogenannten CT1+-Standard (sprich CT1Plus, CT steht für Cordless Telephone) mit analoger, ungepulster Technik und einer Sendeleistung von 10 mW, bei dem Elektrosmog sehr schwach ist. Leider ist die Lizenz für Geräte des CT1+-Standards am 31. Dezember 2008 ausgelaufen, sodass diese nicht mehr betrieben werden dürfen. Wer heute ein Schnurlostelefon kaufen will, ist auf ein digitales Telefon nach dem DECT-Standard (Digital Enhanced Cordless Telecommunications) angewiesen: Diese arbeiten mit gepulster Strahlung im Frequenzbereich von 1880 bis 1900 MHz, und zwar mit 100 Hz Pulsfrequenz sowie einer Pulssendeleistung von 250 mW. Das größte Problem der meisten DECT Schnurlostelefonanlagen ist die permanent sendende Basisstation. Sie strahlt auch dann, wenn nicht telefoniert wird. Es gibt inzwischen allerdings auch DECT-Modelle, deren Basisstation nach Beendigung eines Telefonats abgeschaltet wird. Die meisten dieser neueren Modelle schalten die Basisstation aber nur dann ab, wenn das Mobilteil in die Basisstation gelegt wurde und wenn nur ein Mobilteil bei der Basisstation angemeldet ist.

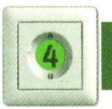

Ein schnurloses DECT-Telefon kann eine höhere Strahlenbelastung verursachen als eine Mobilfunksendeanlage gegenüber der Wohnung. Und schließlich wird mit einem schnurlosen Telefon zuhause sicher oft wesentlich länger telefoniert als mit dem Handy unterwegs. Deshalb ist es fraglos wichtig, dass die schnurlosen Telefone so wenig

Strahlung aussenden wie möglich. Außerdem gibt es immer wieder Betroffene (Elektrosensible!), die nach der Anschaffung eines DECT-Telefons – oder manchmal sogar durch ein DECT-Telefon aus der Nachbarwohnung – über Befindlichkeitsstörungen wie Schlaflosigkeit oder Kopfschmerzen klagen. In solchen Fällen ist es ratsam, probeweise mal ein paar Wochen auf das DECT-Telefon zu verzichten und das alte Schnurtelefon wieder anzuschließen, um Gewissheit zu bekommen. Wenn der Nachbar ebenfalls ein altes Gerät mit dauersendender Basisstation hat, müsste der bei dem Test mitspielen.

Strahlungsarme DECT-Telefongeräte sollten nach den Forderungen des Bundesamtes für Strahlenschutz folgende Kriterien erfüllen:

- Abschaltung oder mindestens eine 100.000fache Absenkung des Kontrollsignals im Stand-by-Betrieb unabhängig von der Anzahl der angemeldeten Mobilteile, wobei sich das Mobilteil nicht notwendigerweise in der Basis befinden muss;
- bedarfsgerechte Regelung der Sendeleistung des Mobilteils beim Telefonieren in mehr als zwei Stufen ähnlich der beim Handy;
- bedarfsgerechte Regelung der Sendeleistung auch der Basisstation während des Telefonierens;
- Möglichkeit des Anschlusses eines Headsets an das Mobilteil;
- Möglichkeit der Einstellung / Begrenzung der Reichweite.

Beim Kauf eines neuen Schnurlostelefons sollten Sie darauf achten, dass es den Forderungen des Bundesamtes für Strahlenschutz entspricht. Besonders wichtig sind die ersten drei Punkte. Solche strahlungsarmen ECO-DECT-Telefone werden inzwischen schon von vielen Firmen angeboten. Seit Dezember 2008 vergibt das Umweltbundesamt auch einen Blauen Engel für DECT-Schnurlostelefone, bisher (Januar 2010) wurde er aber noch für kein DECT-Telefon beantragt.

Wer noch ein DECT-Schnurlostelefon hat, das nicht zumindest den ersten drei Empfehlungen des Bundesamtes für Strahlenschutz entspricht (fast alle bis 2008 gekauften Geräte), kann durch einige Vorsorgemaßnahmen seine Belastung mit gepulsten Mikrowellen erheblich senken:

Die permanent strahlende Basisstation einer DECT-Schnurlostelefonanlage sollte nicht in der Nähe von Daueraufenthaltsbereichen und auf keinen Fall im Schlaf- oder Kinderzimmer aufgestellt werden. Gute Standorte sind der Flur oder noch besser der Keller.

Wer einen Lieblingstelefonplatz hat, sollte dort besser zum Schnurtelefon greifen, das keinen Elektrosmog verursacht – auch dann nicht, wenn es über einen digitalen ISDN-Anschluss verfügt. Dauergespräche nur über ein schnurgebundenes Telefon führen.

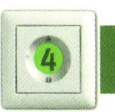

Haushaltsgeräte, Computer, Elektroinstallation

Wir kommen jetzt zu weiteren häuslichen Quellen von Elektrosmog, die sich durch überlegten Umgang ohne großen Aufwand und Komfortverlust auf ein Minimum reduzieren lassen.

Entscheidend ist es, die Dauerbelastung durch elektrische und magnetische Felder über viele Stunden täglich zu vermeiden – ganz einfach durch Abstand halten und/oder Abschalten insbesondere nachts.

Bei den vielen Haushaltsgeräten gibt es vor allem drei Gründe für besonders hohe magnetische Felder.

⸺⟩ Für die Heizwirkung von Elektrogeräten sind große Ströme erforderlich, die entsprechend hohe magnetische Felder verursachen; dazu gehören der Elektroherd, die Spül- oder Waschmaschine, aber auch Nachtspeicherheizung, Heizlüfter, Föhn oder Heizdecken.

⸺⟩ Bei Elektromotoren im Netzbetrieb wie etwa in Bohrmaschinen, Staubsaugern, elektrischen Dosenöffnern, Rasierapparaten oder Handmixern macht die leichte Bauweise der Motoren die Geräte zwar handlicher, doch dafür werden die Magnetfelder schlechter »zusammengehalten«.

⸺⟩ Und nicht zuletzt sind die Gerätetransformatoren zu nennen – etwa in Halogenlampen, Stereoanlagen, Fernsehern, Radioweckern oder Kinderspielzeug.

In Geräte der Unterhaltungselektronik werden meist nur einfache Transformatoren eingebaut, die große magnetische Felder zulassen und meist nur auf der dem Gerät zugewandten Niederspannungsseite ausgeschaltet werden. Dies schont zwar die Geräteelektronik, lässt aber auch bei ausgeschaltetem Gerät noch etwas Strom fließen, was sich meist an einem leisen Brummton erkennen lässt. Die Folge sind unnötiger Energieverbrauch und vermeidbare magnetische Felder.

Problematischer ist dies bei Geräten im **Stand-by-Betrieb**, deren Feldstärken sich oft kaum noch vom normalen Betrieb unterscheiden. Insgesamt könnte in Deutschland ein großes Kraftwerk stillgelegt werden, wenn wir uns angewöhnen würden, Gerätetrafos vom Netz zu trennen und auf den Stand-by-Modus zu verzichten. Das käme auch dem Klimaschutz zugute. Auch Kleingeräte mit integriertem Trafo (wie etwa Elektrozahnbürsten, Rasierer oder schnurlose Telefone) sollten nicht ständig in der Ladestation verbleiben, sondern wegen der Akkupflege regelmäßig entladen und die Ladestation selbst vom Netz getrennt werden.

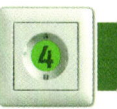

Allerdings nimmt die Feldstärke bei den meisten Haushaltsgeräten mit zunehmender Entfernung rasch ab und sinkt in der Regel im Abstand von 30 Zentimetern bis einen Meter vom Gerät auf unproblematische Werte. Da die Feldstärke je nach Hersteller und Alter des Geräts verschieden sein kann, kann dieser Abstand natürlich geringer oder auch größer sein. Wir haben deshalb bei den nachfolgenden Tipps Regelabstände benannt, die im Einzelfall aber durchaus auch abweichen können.

Schlafzimmer: Die Nacht ist lang

»Abstand halten« ist die Devise für alle Geräte, die permanent auf uns einwirken, auch wenn ihre Felder im Vergleich zu anderen Geräten vielleicht schwächer sind. Elektrische Heizkissen oder **Heizdecken**, die oft die ganze Nacht lang eingeschaltet bleiben um den Körper zu wärmen, verdienen deshalb besondere Beachtung, da hier das »Abstand halten« nicht geht. Außerdem lassen sich in der Nähe solcher Decken magnetische Felder in der Stärke zwischen 1 und 30 Mikrotesla und elektrische Feldstärken von einigen 100 V/m messen! Die Felder können so stark sein, dass ein Spannungsprüfer aufleuchtet, wenn man ihn an die Nase einer Person hält, die mit einer eingeschalteten Heizdecke Kontakt hat!

Erkundigen Sie sich deshalb vor dem Kauf beim Hersteller nach der Höhe der erzeugten Felder und kaufen Sie nur magnetfeldreduzierte und gegen elektrische Felder abgeschirmte Heizdecken mit maximalen Magnetfeldstärken von 0,2 µT. Beim Gebrauch sollte man sich zumindest nicht angewöhnen, regelmäßig mit dieser Heizung einzuschlafen, sondern sie nur zum Vorwärmen benutzen. Die Wärmflasche ist eine unbedenkliche Alternative.

Gegen elektrisch beheizte **Wasserbetten** sind zusätzlich zum Energieverbrauch die entsprechenden Vorbehalte geltend zu machen. Auch hier gilt: Beim Kauf nach der Höhe der erzeugten magnetischen Felder fragen, mit dem Vorsorgewert von 0,2 µT vergleichen und auf eine vorhandene Abschirmung gegen elektrische Felder achten. Eine gute Möglichkeit ist es auch, das Bett am Tag aufzuheizen und nachts den Strom zum Beispiel mit einer Zeitschaltuhr auszuschalten. Die Temperatur des Wasserbettes sinkt über Nacht nur unwesentlich.

Ratschläge zur Verminderung elektromagnetischer Belastungen im Schlafzimmer:
- Der Radiowecker mit Netzteil sollte nicht einfach in Reichweite auf den Nachttisch gestellt werden. Denn dadurch entsteht im Kopfbereich eventuell eine höhere Belastung als durch eine Hochspannungsleitung in der

Nähe der Wohnung! Schuld daran ist vor allem der eingebaute Transformator. Wegen dieser nächtlichen Dauerbelastung empfehlen wir einen Schutzabstand von einem Meter zum Kopfende des Bettes. Besser ist ein Wecker mit Batteriebetrieb (auch ein Funkwecker). Der verursacht keine elektromagnetischen Belastungen.

⇢ Verzichten Sie auf Bettgestelle aus Metall. Große Metallteile (Eisen) verstärken durch ihre Antennenwirkung vorhandene elektrische Felder, außerdem verzerren sie das natürliche Erdmagnetfeld.

⇢ Im Schlafzimmer auf unnötige elektrische Geräte (zum Beispiel Fernsehgerät, Stereoanlage) verzichten oder zumindest über eine schaltbare Steckerleiste anschließen.

⇢ Verlängerungskabel nicht unter oder hinter dem Bett verlegen.

⇢ Elektrische Heizdecken oder Heizkissen nur zum Vorwärmen des Bettes benutzen und anschließend vom Netz trennen. Eine unbedenkliche Alternative ist die Wärmflasche.

⇢ Falls erforderlich: Elektrisch verstellbare Betten sollten eine eingebaute Freischaltung (Netzabkopplung) besitzen.

⇢ Benutzen Sie keine Nachttischleuchten mit elektronischem Tastdimmer. Diese erzeugen auch im ausgeschalteten Zustand starke elektrische Wechselfelder.

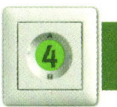

Arbeitszimmer: Computer & Co.

Wer heutzutage am Computer arbeitet, ist kaum noch elektromagnetischen Feldern ausgesetzt, es sei denn, der Monitor ist noch mit einer Bildröhre ausgerüstet oder im Computer ist eine nicht abgeschaltete WLAN-Karte installiert. Die wesentliche Quelle elektrischer und magnetischer Felder an Computern waren die mit Bildröhren bestückten

Monitore. Flachbildschirme strahlen zwar auch, aber wesentlich schwächer. Trotzdem sollte man auch beim Kauf eines Flachbildschirmes oder Computers darauf achten, dass sie strahlungsarm sind und der TCO-Norm entsprechen. Aktuell für Computermonitore ist immer noch (Stand Januar 2010) das TCO´03-Gütesiegel, für Desktop-Computer ist es das TCO´05-Labei und für Multimediabildschirme TCO´06. Letzteres ist ein erheblicher Fortschritt, denn eine spezielle TCO-Norm für Fernsehgeräte hat es nie gegeben.

Mit dem Begriff »strahlungsarm« wird viel Schindluder getrieben. Dabei wäre es so wichtig, sich beim Kauf von Computermonitoren (und Fernsehern) auf diese zugesicherte Eigenschaft für den Monitor verlassen zu können. Wer sichergehen möchte, kommt nicht umhin, sich vom Hersteller oder Händler schriftlich bestätigen zu lassen, dass der Monitor nach der allerneuesten TCO-Norm (anerkanntes Gütesiegel der Schwedischen Gewerkschaft für Angestellte) geprüft wurde. Das TCO-Siegel ist eine Qualitäts- und Umweltkennzeichnung für Bildschirme (Röhren- und Flachbildschirme), Computer, Handys, Systemeinheiten und Tastaturen, das nicht nur eine geringe Stärke elektromagnetischer Felder auszeichnet, sondern auch eine Reduktion der chemischen Schadstoffe, einen günstigen Energieverbrauch und gute ergonomische Anforderungen.

Allerdings wurde in Tests festgestellt (zum Beispiel von »ComputerBild«, dass manche Monitore zu Unrecht die TCO-Plakette tragen; dies trifft vor allem auf billige Produkte zu. Bei der Auswahl eines guten Monitors sollte man deshalb nicht blind den Hersteller- oder Händlerangaben trauen, sondern aktuelle Testergebnisse zurate ziehen, die auch von der Verbraucherzentrale vorgehalten werden, oder erkundigen Sie sich zum Beispiel bei EcoTopTen (www.ecotopten.de).

Von entscheidender Bedeutung bei der Arbeit am Computer oder beim Fernsehen ist der ausreichende **Abstand** zum Bildschirm. Zumal mit zunehmender Entfernung auch das elektrostatische Feld schwächer wird, das sich zwischen Bildschirm und der daran arbeitenden Person aufbaut. Durch solche Felder werden nämlich Staubpartikel in der Luft senkrecht vom Bildschirm weg und somit auf das Gesicht des Betrachters »beschossen«, was zu Augenreizungen, Kopfschmerzen oder Hautausschlag führen kann.

Das Abstandhalten fällt umso leichter, je besser der Monitor ist:
- Er sollte nicht nur strahlungsarm sein (möglichst TCO '03),
- er sollte flimmerfrei (Bildwiederholfrequenz über 85 Hz bei Röhrenmonitoren) beziehungsweise mit gutem Kontrastverhältnis (mindestens 150:1 bei Flachbildschirmen) und
- ausreichend groß (mindestens 19 Zoll Bilddiagonale) sein.

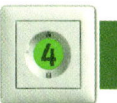

Auf die Schaltung in den Stand-by-Modus sollten Sie verzichteten, weil das Gerät damit keineswegs völlig abgeschaltet ist, sondern weiterhin niederfrequente Magnetfeldanteile freilässt und Strom verbraucht. Am besten schließt man den Computer und alle Peripheriegeräte über eine schaltbare Steckdosenleiste ans Stromnetz an, die man nach der Arbeit am Computer ausschaltet. Nur so ist gewährleistet, dass die angeschlossenen Geräte keine Felder mehr produzieren und nicht unnötig Strom verbrauchen.

Vernetzte Computer, Datenübertragung, WLAN

Unter WLAN (Wireless Local Area Network) werden Funknetzwerke nach dem amerikanischen Standard IEEE 802.11 verstanden. Sie arbeiten in der Regel im lizenzfreien Frequenzbereich 2400 bis 2483,5 MHz. Die Sendeleistungen sind auf 100 mW begrenzt. Die Reichweiten betragen in Gebäuden bis zu 30 m, im Freien können 300 m erreicht werden.

Die drahtlosen Netzwerke bestehen meist aus den mobilen Endgeräten (Computer, Laptop), die mit einer entsprechenden Netzwerkkarte ausgerüstet sind, und mindestens einem Access Point, über den der drahtlose Anschluss an das Festnetz erfolgt.

Zur Ermittlung der Belastung durch die emittierte Funkstrahlung muss man zwischen den Endgeräten und den Access Points unterscheiden. Die Endgeräte sind meist keine Dauersender, können aber je nach Netzstruktur (Ad hoc-Netzwerk) zeitweise doch ein Dauersignal ausstrahlen. Die Access Points sind stets Dauersender. Im typischen Nutzerabstand eines funkvernetzten Rechners oder in einem Raum, in dem ein Access Point installiert ist, können die Leistungsdichten zwischen einem und 10 mW/m2 liegen. Im Vergleich mit der Nutzung von Mobiltelefonen ist die Strahlenbelastung durch Funknetze zwar gering, dauert aber meist wesentlich länger. Zur Vorsorge sollten unnötige Expositionen vermieden werden.

Im Vergleich zu kabelgebundenen Netzwerken haben Funknetzwerke einige betriebliche Nachteile, die man beachten sollte: Die bei Datennetzen angegebenen nominellen Datenraten sind stets Bruttodatenraten. Da zur Regelung des Zugriffs auf den Access Point ein großer Teil der Übertragungskapazität benötigt wird, betragen die Nettodatenraten in Funknetzen auch bei nur einem Benutzer höchstens 50 Prozent der Bruttodatenrate. Wenn schlechte Verbindungsqualität (größere Entfernung zum Access Point, dicke Mauern) oder Störungen durch andere Funkanwender Fehlerkorrekturen notwendig machen oder mehrere Endgeräte gleichzeitig auf den Access Point zugreifen, kann die Nettodatenrate unter 10 Prozent der

Haushaltsgeräte, Computer, Elektroinstallation 59

Bruttodatenrate sinken. In Kabelnetzwerken erreicht die Nettodatenrate etwa 90 Prozent der Bruttodatenrate.

Ein Problem kann die **Datensicherheit** von drahtlosen Netzwerken sein. Während der Zugriff auf übertragene Daten bei Kabeln einfach zu regeln ist – wer keinen Zugriff auf das Kabel hat, kann nicht auf die übertragenen Daten zugreifen –, ist das Anzapfen von Funk-Netzwerken nicht ausgeschlossen, da die Funkwellen weder vor Gebäude- noch vor Grundstücksgrenzen Halt machen. Um das eigene drahtlose Datennetz vor unbefugtem Zugriff zu schützen, sollten nach der Installation unbedingt die vorhandenen Einrichtungen zur Erhöhung der Datensicherheit (Verschlüsselung) aktiviert werden.

Funknetze sind sinnvoll, wenn kurzfristig und zeitlich begrenzt ein Netzwerk für eine bestimmte Veranstaltung aufgebaut werden soll oder wenn es auf die Mobilität der Endgeräte ankommt. Auch zur Netzanbindung eines Gebäudes über eine Straße oder fremde Grundstücke hinweg ist der Einsatz von Funkanwendungen sinnvoll. In diesem Fall sollte man aber Richtfunkantennen einsetzen, die die Sendeenergie in einem begrenzten Strahlungssektor bündeln. Für dauerhafte Installationen sind kabelgebundene Netzwerke wegen ihrer größeren Leistungsfähigkeit, ihrer Strahlenfreiheit und höheren Sicherheit vorzuziehen.

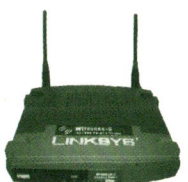

 Tipp:

Wenn Sie zu Hause ein drahtloses Datennetz betreiben, können Sie unnötige Bestrahlung vermeiden, indem Sie den WLAN-Router beziehungsweise Access-Point bei Nichtbenutzung abschalten.

WLAN Access

Wohnbereich: Unterhaltungselektronik

Auch bei den Geräten der Unterhaltungselektronik bleiben die Magnetfelder im Stand-by-Betrieb aktiv. Um diese Felder von Radios, Fernsehern, Video- und DVD-Recordern, CD-Spielern oder Kassettendecks außerhalb der Betriebszeit zu verhindern, sollten Sie nach der Benutzung die Anlage vom Netz trennen. Dies ist einfach durch die Verwendung einer Mehrfachsteckerleiste mit Schalter oder Zeitschaltuhr möglich. Eine Ausnahme sind natürlich Geräte, die sich durch eine eingebaute Uhr zu einer ganz bestimmten Zeit einschalten sollen (wie etwa ein Videorecorder) oder bei denen die Programmierung nach Trennung des Geräts vom Stromnetz verloren geht.

Kinderzimmer: Zu dicht an der Quelle?

Computer, Fernseher, Stereoanlagen und andere Geräte der Unterhaltungselektronik haben ihren Siegeszug längst auch ins Kinder- und Jugendzimmer fortgesetzt, in denen das Abstandsgebot aufgrund räumlicher Enge oft nur schwer einzuhalten ist. Umso wichtiger ist es, dass die Heranwachsenden frühzeitig lernen, ihre Geräte abzuschalten und nachts vom Netz zu trennen.

Praktiker wissen zu berichten, dass nach der Küche oft ausgerechnet im Kinderzimmer die höchsten Feldstärken gemessen werden. Zu den größten Übeltätern gehören dabei Trafos, wie sie beispielsweise für Modelleisenbahnen gebraucht werden: Solange sie am Netz sind, lassen sich in zehn Zentimetern Entfernung bis zu 20 µT messen, unab-

[ ] **Tipp:**
Auf keinen Fall sollten Babyfone direkt am oder gar im Kinderbett platziert werden. Achten Sie auf den Blauen Engel bei Babyüberwachungsgeräten und darauf, keine Geräte zu verwenden, die sich als Dauerstrahler entpuppen.

hängig davon, ob gerade mit der Bahn gespielt wird oder nicht. Deshalb: Nach dem Spiel Netzstecker ziehen.

Schlagzeilen machen immer wieder die **Babyfone**, die zur akustischen Überwachung von Kinderzimmern so praktisch sind. Diese arbeiten entweder mit Funkwellen (einige als Dauersender nach dem DECT-Standard mit gepulsten Mikrowellen) oder benutzen das elektrische Leitungsnetz zur Übertragung. Dabei gehen von den Geräten niederfrequente elektrische und magnetische Felder aus, von den Funkwellen zusätzlich noch hochfrequente Felder. Sicherheitshalber sollte ein Abstand von etwa 1,5 bis 2 Metern zwischen Kinderbett und Babyfon eingehalten werden. Die Geräte sind empfindlich genug, um auch über diese Entfernung Geräusche wahrzunehmen.

Küche und Bad: nicht nur die Mikrowelle

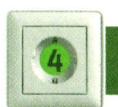

Während die elektromagnetischen Wellen im Telekommunikationsbereich möglichst weit gestreut werden, gibt es auch die entgegengesetzte Anwendung: Nämlich eine Anwendung hochfrequenter Wellen auf engstem Raum zur Erwärmung bestimmter Materialien, etwa des Kochguts im **Mikrowellenherd**. Die Mikrowellen werden durch das metallische Gehäuse und die Metallgitter in den Scheiben hinreichend abgeschirmt.

Untersuchungen an Altgeräten ergaben jedoch teilweise erhebliche Leckstrahlungen. Diese Leckstrahlung kann zu einer Trübung der Augenlinsen führen (»Grauer Star«). Ursache einer erhöhten Leckstrahlung sind oft winzige Schmutzpartikel an der Türdichtung, die zu kleinen Spalten führen. Diese wirken dann wie »Schlitzantennen«, durch die sehr effektiv Mikrowellen nach außen gelangen können. Empfehlung: Türdichtung regelmäßig abwischen.

Wie sind alle zwangsläufig körpernah betriebenen Geräte – vom elektrischen Rasierapparat über den Föhn oder die Trockenhaube bis hin zum Dosenöffner oder zur Saftpresse – zu bewerten? Manche dieser Geräte verursachen starke Felder, diese wirken dann aber nur relativ kurze Zeit auf den Körper ein. Die meisten Studien und Experimente lassen vermuten, dass der lang andauernde Aufenthalt in relativ schwachen Feldern für die Gesundheit problematischer ist als die kurzfristige Belastung mit stärkeren Feldern. Trotzdem muss der Gebrauch dieser Geräte nicht länger ausgedehnt werden als erforderlich. Und wer ganz vorsichtig sein möchte, kann – wenn vorhanden – batterie- und akkubetriebene Geräte als strahlungsärmere Alternative verwenden, da sie mit Gleichstrom und nicht mit Wechselstrom versorgt werden.

Induktionsherde (Induktionskochfelder) erzeugen beim Kochen wegen der wesentlich höheren Frequenz biologisch wirksamere elektromagnetische Felder als konventionell (mit Widerstandsheizung) beheizte Glaskeramikkochfelder. Es kommen magnetische Wechselfelder mit Frequenzen zwischen 25.000 Hz und 50.000 Hz zum Einsatz. Die Wärme entsteht durch elektrische Wirbelströme, welche durch das von der Herdplatte abgestrahlte magnetische Wechselfeld im Topfboden erzeugt werden.

Damit die Wärmeerzeugung optimal funktioniert, muss der Topfboden nicht nur eine genügend hohe elektrische Leitfähigkeit besitzen, er muss auch ferromagnetisch sein. Töpfe aus Aluminium, Kupfer, Glas und Keramik sind daher für Induktionsherde nicht geeignet. Edelstahl ist je nach Legierung mehr oder weniger magnetisch und daher nicht immer geeignet. Gute Ergebnisse erzielt man mit Kochgeschirr aus Gusseisen, emailliertem Stahlblech oder speziellen Edelstahltöpfen (letztere sind als für Induktionsherde geeignet gekennzeichnet).

Die wesentlichen Vorteile eines Induktionsherdes sind die mit einem Gasherd vergleichbare schnelle Reaktion beim Aufheizen, die feine Dosierbarkeit der Heizleistung und die besonders hohe Heizleistung (kann beim scharfen Braten von Fleisch wichtig sein). Dem stehen einige Nachteile gegenüber:

⇢ Das Kochgeschirr muss aus ferromagnetischem Material bestehen.

⇢ Induktionskochfelder erzeugen im Betrieb magnetische Wechselfelder mit erhöhter Frequenz, die vor allem im Unterleibsbereich und bei kleinen Kindern im Kopfbereich zur stärkeren Induktion von elektrischen Körperströmen führen. Das gesundheitliche Risiko durch Exposition mit diesen Feldern kann noch nicht abgeschätzt werden. Spezielle Untersuchungen zu gesundheitlichen Risiken durch den Gebrauch von Induktionsherden existieren bisher nicht, die Höhe eventueller Risiken hängt aber von der Häufigkeit der Nutzung und der Aufenthaltsdauer unmittelbar am Herd ab. Auf der Oberfläche der Kochfelder werden die von der ICNIRP (Internationale Kommission zum Schutz vor nichtionisierender Strahlung) empfohlenen Immissionsgrenzwerte für magnetische Wechselfelder überschritten, gesetzliche Grenzwerte für Felder mit dieser Frequenz fehlen bisher in Deutschland. Da sich die blutbildenden Zellen des Knochenmarks in den Becken- und Oberschenkelknochen während des Stehens am Herd sehr nah an den Kochfeldern befinden und daher relativ starker Induktion ausgesetzt sind, ist ein erhöhtes Risiko für Erkrankungen des blutbildenden Systems (Leukämien und Lymphome) bei häufiger Benutzung eines Induktionsherdes denkbar.

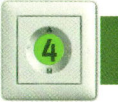

⇢ Personen mit Herzschrittmacher oder anderen elektronischen Implantaten dürfen sich wegen akuter Störgefahr nicht in unmittelbarer Nähe eines eingeschalteten Induktionsherdes aufhalten.

⋯⋯> Auch bei geeignetem Kochgeschirr kann das Kochverhalten je nach magnetischen und elektrischen Eigenschaften des Topfbodens von Topf zu Topf unterschiedlich sein. Dieses Problem macht sich vor allem dann bemerkbar, wenn man eine »historisch gewachsene« Sammlung von Kochgeschirr besitzt. Der Topfboden darf nicht kleiner sein als der Plattendurchmesser, weil sonst durch Leckstrahlung die Feldemissionen erhöht werden.

⋯⋯> Beim Kochen entstehen Brumm- oder Sirrgeräusche, die sensible Personen stören können.

Glaskeramik-Kochfelder mit konventioneller Widerstandsheizung sind eine gute Alternative zum Induktionskochfeld. Sie reagieren beim Aufheizen und Regeln der Temperatur zwar nicht so schnell wie ein Induktionskochfeld oder Gasherd, jedoch wesentlich schneller als die alten Elektroherde mit Kochplatten. Man hat beim Material des Kochgeschirrs keine Einschränkungen. Glaskeramik-Kochfelder sind elektrisch robuster und zuverlässiger als Induktionskochfelder, und sie erzeugen vergleichsweise nur schwache Magnetfelder mit der niedrigen Feldfrequenz 50 Hz.

Hauselektrik: richtig installiert?

Auf die sinnvollen Abschirmmöglichkeiten bei Neuinstallationen wird auf Seite 69 ff. im Kapitel »Schutzmaßnahmen, Abschirmung, Sanierung« hingewiesen. Doch was ist mit bereits vorhandenen Installationen in bestehenden Gebäuden?

Starke magnetische Felder können im Umfeld der **Steigleitungen** (Hauptversorgungsleitungen) größerer Häuser auftreten, deren Intensität sich nach der Summe aller jeweils gerade eingeschalteten Geräte und deren Stromverbrauch bemisst. Da bei einer gemeinsamen Hausleitung alle Nachbarn an einem Strang hängen, können durchaus auch dann Felder vorhanden sein, wenn der Stromzähler in der eigenen Wohnung still steht. Hier werden zur Mittagszeit auf der Wand schon mal fünf bis 25 Mikrotesla gemessen. An Steigleitungen sollte weder ein Bett noch der Lieblingssessel aufgestellt werden; ein Mindestabstand von zwei Metern ist angezeigt.

Auch elektrische Heizungen haben es in sich: 30 Zentimeter über elektrischen Fußbodenheizungen können sich noch Magnetfelder mit einer Stärke von bis zu 12 µT messen lassen. Da ein ausreichender Abstand nach oben kaum einzuhalten ist, sollte die Heizung zumindest in den Schlafzimmern nachts abgeschaltet werden. Problematisch sind auch Nachtspeicherheizungen, da hier ja gerade während der Nachtstunden ein besonders hoher Speicherstrom fließt. Immerhin kann man von diesen im Gegensatz zur elektrischen Fußbodenheizung meist einen ausreichend großen Abstand einhalten, der zwischen der Heizung mit ihren Zuleitungen und zum Beispiel den Betten mehr als einen Meter betragen sollte. Generell raten wir – auch unter Energiespar-Gesichtspunkten – vom Einbau von Elektroheizungen ab. Dies gilt natürlich auch für den Betrieb von Heizlüftern oder Heizstrahlern.

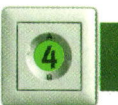

Solarkollektoren (zur Wassererwärmung) erzeugen keinen Elektrosmog. Bei Solarstromanlagen (Photovoltaik, PV) entsteht dagegen eine geringe Belastung. PV-Anlagen erzeugen im Betrieb sowohl statische als auch wechselnde elektrische und magnetische Felder. Die Stärke und Art der Felder hängt ab von der Konstruktion des Wechselrichters, von der Leistung der Anlage und von der Verschaltung der Module (in Reihe oder parallel).

Messungen an PV-Anlagen haben ergeben, dass die Wechselfeldanteile in 1 m Abstand bereits unter internationale Vorsorgewerte (unter 0,2 Mikrotesla) gesunken sind. Elektromagnetische Immissionen, die bei Dauerexposition eventuell zu erhöhten gesundheitlichen Risiken führen können, wären also nur zu erwarten, wenn sich unmittelbar hinter beziehungsweise unter den Modulen Betten oder andere Daueraufenthaltsbereiche befinden. Betten und andere Daueraufenthaltsbereiche sollten zu allen Strom führenden Teilen einer PV-Anlage vorsorglich einen Abstand von mindestens 1 m einhalten. Gesundheitsrisiken durch die Felder von PV-Anlagen sind kaum zu erwarten, da nachts, wenn die Empfindlichkeit gegenüber elektromagnetischen Feldimmissionen am größten ist, die Sonne nicht scheint, folglich kein Strom in den PV-Modulen und deren Zuleitungen fließt und somit auch keine Magnetfelder erzeugt werden.

Vor allem **Niederspannungs-Halogenlampen** können kräftige und großflächige Magnetfelder verursachen, umso mehr, wenn die Zuleitungskabel unter der Decke verspannt sind. Die Gründe kennen wir inzwischen: Da Halogenlampen meist mit nur 12 Volt statt der sonst üblichen 230 Volt betrieben werden, muss der Strom und damit auch das Magnetfeld hinter dem Trafo etwa 19-mal so groß sein wie davor (230:12). Die Reichweite der Felder ist umso größer, je weiter die Zu- und Rückleitung unter der Decke voneinander entfernt sind. Betroffen ist in solchen Fällen nicht nur der beleuchtete Raum; die Felder reichen vielmehr auch noch durch die Zimmerdecke in den darüber liegenden Raum. Die Zuleitungen sollten deshalb bei der Montage möglichst eng verspannt werden, um die magnetischen Felder niedrig zu halten. Der Schutzabstand von mit solchen Lampen ausgerüsteten Schreibtisch- oder Leseleuchten beträgt etwa einen Meter, weshalb sie für diesen Zweck eher ungeeignet sind. Die Abstandsempfehlung gilt auch für den Trafo sowie die Leitung zwischen Trafo und Leuchte. Besonders ungünstig sind die heute meistens verwendeten elektronischen Transformatoren, weil sie Wechselfelder mit starken Oberwellen im höheren Kilohertzbereich erzeugen.

Übrigens gibt es auch sogenannte **Hochvolt-Halogenlampen**, die mit Netzspannung betrieben werden und deshalb ohne Transformator auskommen. Sie sind inzwischen auch als kleine Reflektorlampen erhältlich, durch welche man die bisher üblichen 12 V-Halogenlampen oft ersetzen kann.

Leuchtstofflampen erzeugen außer den 50 Hz-Feldern meist noch Felder höherer Frequenzen. Dies gilt auch für elektronisch gezündete Energiesparlampen, die aber gegenüber den nicht elektronisch gezündeten den Vorteil einer deutlich niedrigeren Feldstärke bieten. Dennoch sollte auch bei all diesen Lampentypen der Schutzabstand von einem Meter eingehalten werden. Die magnetischen Felder der normalen Glühlampen sind dagegen vergleichsweise schwach.

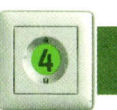

Energiesparlampen: Diese durch Miniaturisierung aus Leuchtstoffröhren entwickelten Lampen verdrängen wegen ihres geringeren Stromverbrauchs immer mehr die klassische Glühlampe und sollen diese nach einer EU-Verordnung vom Dezember 2008 bis zum Jahre 2016 ersetzen. Leider geben Energiesparlampen mehr elektromagnetische Felder ab als Glühlampen. Die elektronischen Vorschaltgeräte dieser Lampen erzeugen elektromagnetische Felder im Langwellenbereich mit Frequenzen bis über 40 kHz. Wegen der hochfrequenten elektromagnetischen Feldimmissionen sollten Energiesparlampen nicht in Schreibtischleuchten und anderen in der Nähe des Kopfes betriebenen Leuchten eingesetzt werden. Für Schreibtischleuchten sind wegen der nur schwachen Felder und des guten Lichtes am besten Hochvolt-Halogenlampen geeignet. Wer Energiesparlampen verwendet, sollte auf einen Abstand von mindestens einem Meter zum Körper achten.

Dimmer: Auf das Dimmen von Leuchten sollte grundsätzlich verzichtet werden, wenn man Wert auf niedrige elektromagnetische Belastungen legt. Durch die Regelung der Dimmer entstehen starke Oberwellen, die entlang der Zuleitungskabel und an den Lampen als entsprechende Felder abgestrahlt werden. Vorhandene Dimmer sollte man austauschen oder nicht benutzen, denn die Oberwellen entstehen nur während des Abdimmens.

Heizkosten-Funkablesesysteme arbeiten im lizenzfreien 868 MHz-Band, die Sendeleistung beträgt maximal 10 mW. Die an den Heizkörpern angebrachten Heizkostenverteiler senden zwei Mal pro Monat den ermittelten Wärmeverbrauch an einen zentral im Haus installierten Datensammler (bei größeren Häusern auch mehrere Datensammler). Die Datensammler senden nur während des Ablesevorgangs, der in der Regel ein Mal pro Jahr stattfindet.

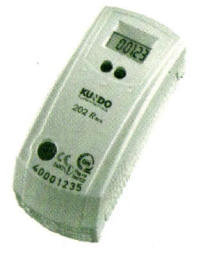

Heizkostenverteiler

Die Heizkostenverteiler an den Heizkörpern und der Datensammler werden mit Lithium-Batterien betrieben, deren Lebensdauer 10 Jahre beträgt. Wegen der sehr seltenen und kurzen Sendevorgänge und der niedrigen Sendeleistung hat die Strahlung der Heizkosten-Funkablesesysteme keine gesundheitliche Relevanz.

Im Vergleich zur Heizkostenmessung mit Verdunstungsröhrchen ergeben sich einige Vorteile:
---> Die Wohnung muss zum Ablesen der Zähler nicht mehr betreten werden.
---> Der jährliche Austausch der früher üblichen Verdunstungsröhrchen entfällt (Kostenersparnis).
---> Die Belastung der Raumluft durch die verdampfende Flüssigkeit entfällt.

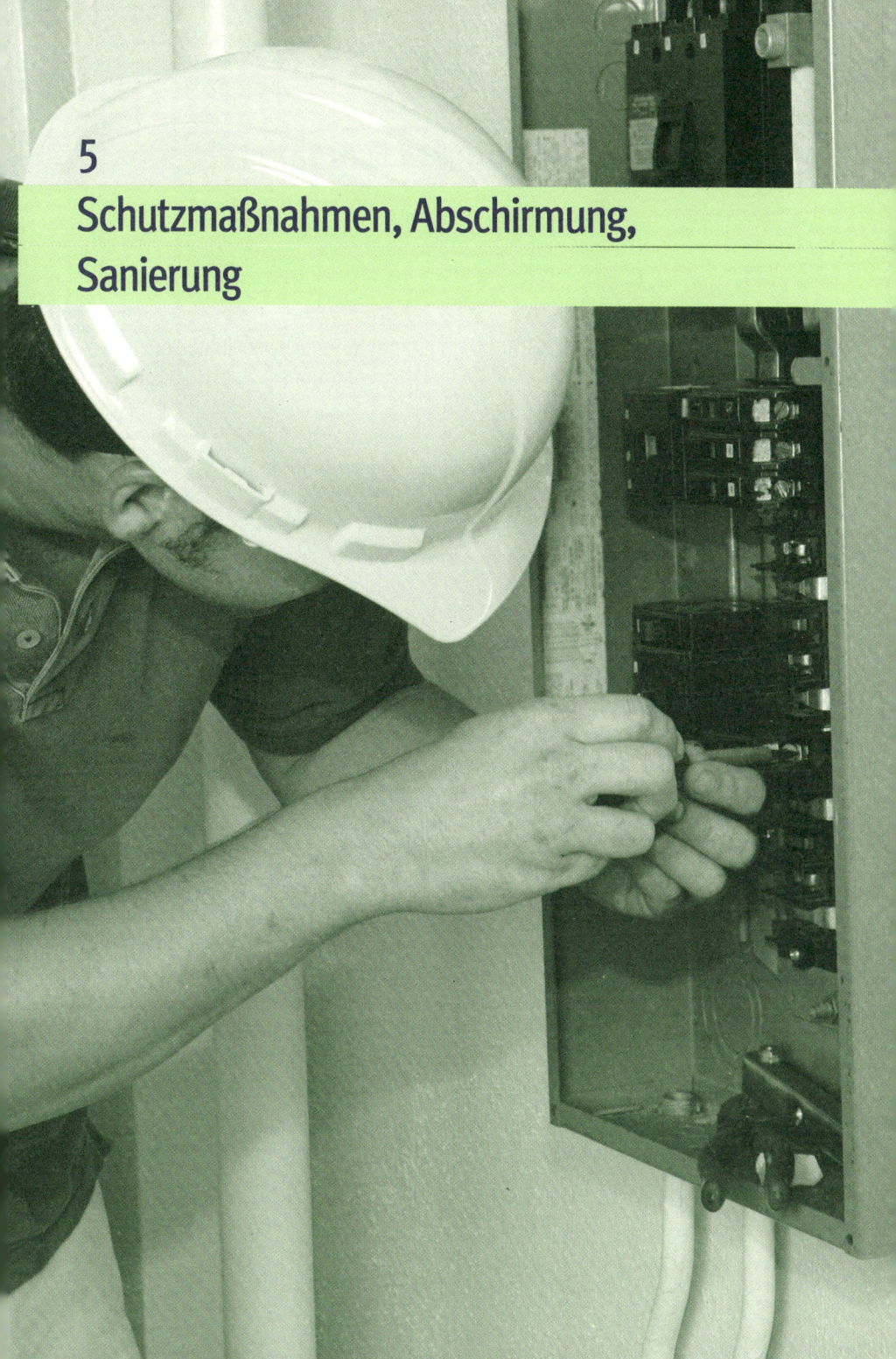

5
Schutzmaßnahmen, Abschirmung, Sanierung

Qualifizierter Rat eines Fachmanns wichtig

Die Verwirrung durch widersprüchliche Meldungen über die Gefahren von Elektrosmog führt natürlich auch zum Boom dubioser Produkte, welche angeblich die Strahlung reduzieren beziehungsweise abschirmen. Angeboten werden nicht nur wenige sinnvolle, sondern auch viele ziemlich nutzlose Produkte gegen Elektrosmog wie Schutzdecken, Armbänder, Kristalle, Stoffbeutel, Folien, Pillen, Magnete, Absorber, Transformer, Neutralisierer, Regulatoren oder Entstörchips. Die meisten dieser Produkte haben keine messbare Wirkung, einige davon können die elektromagnetische Belastung sogar verstärken.

Zu den Produkten, welche die Belastung durch elektromagnetische Felder sogar erhöhen können, gehören die »Schutzdecken«, die zum Beispiel auf Kaffeefahrten als Mittel zum Schutz vor Elektrosmog während des Schlafes angeboten werden. Die Decken sollen im Bett unter die Matratze gelegt und mit einem Spezialstecker an der Steckdose geerdet werden. Diese Maßnahme führt zu einer kapazitiven Erdung der im Bett liegenden Person und damit meistens zu einer Steigerung der elektrischen Feldbelastung. Es werden auch Geräte angeboten, die zusätzliche Magnetfelder erzeugen, damit sich der Mensch im Schlaf angeblich besser erhole.

Damit wir uns nicht missverstehen: Unter medizinischen Gesichtspunkten gibt es durchaus Argumente für den gezielten Einsatz von elektromagnetischer Strahlung bei der

Therapie bestimmter Krankheiten. Dies sollte allerdings ausschließlich in Absprache mit dem behandelnden Arzt durchgeführt werden und keineswegs nur auf Grund der Versprechungen dubioser Geschäftemacher!

Bevor Sie **Sanierungsmaßnahmen** gegen elektromagnetische Belastungen ergreifen wollen, sollten Sie von qualifizierten Fachleuten Messungen durchführen und auf Basis der Messergebnisse die sinnvollsten Maßnahmen entwickeln lassen. Vorsicht ist allerdings auch bei der Wahl der Messdienste geboten, denn auf diesem Feld tummeln sich auch Scharlatane. Ohne vorherige Überprüfung können Sanierungsmaßnahmen wirkungslos bleiben oder die Feldbelastung schlimmstenfalls sogar erhöhen. Insbesondere großflächige geerdete Abschirmungen dürfen niemals ohne fachkundige Begleitung installiert werden!

Zur Abschirmung niederfrequenter elektrischer Felder, die aus Mauerwerk austreten – Ursache ist meistens die Elektroinstallation – können Abschirmtapeten mit leitfähiger Beschichtung oder Abschirmfarben verwendet werden. Auch normales Mauerwerk hat gegenüber von außen eindringenden elektrischen Feldern (Hochspannungsleitung) eine stark abschirmende Wirkung, nicht aber gegenüber Magnetfeldern. In den betroffenen Häusern ist deshalb das elektrische Restfeld einer nahe gelegenen Hochspannungsleitung meist weit schwächer als die Felder, die im Haus selbst durch Elektrogeräte und die Elektroinstallation verursacht werden. Alle Abschirmmaßnahmen gegen elektrische Felder können freilich nur dann wirksam funktionieren, wenn sie durch eine Fachkraft geerdet worden sind. Eine fehlende oder unprofessionelle Erdung größerer elektrisch leitfähiger Flächen kann sogar zu einer Verstärkung der elektrischen Felder führen.

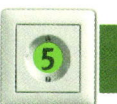

Schutzmaßnahmen, Abschirmung, Sanierung

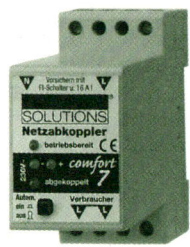

Netzabkoppler

Die einfachste Sanierungsmaßnahme gegen elektrische Felder im Schlaf- und Kinderzimmer ist der Einbau eines **Netzabkopplers**, auch Netzfreischalter oder Feldfreischalter genannt. Netzabkoppler werden im Sicherungskasten der Wohnung hinter den Sicherungen derjenigen Zimmer installiert, in denen eine Absenkung der elektrischen Feldstärke gewünscht wird. Sie schalten den Strom ab, wenn keiner gebraucht wird. Bei Bedarf schalten sie ihn automatisch und fast verzögerungsfrei wieder ein.

Vor allem nachts, wenn in den freigeschalteten Räumen kein elektrischer Verbraucher in Betrieb ist, kann sich so eine wesentliche Absenkung der elektrischen Feldstärke ergeben. Voraussetzung dafür ist, dass im freigeschalteten Stromkreis kein Dauerverbraucher (zum Beispiel Kühlgerät, Videorecorder) angeschlossen ist. Auch im freigeschalteten Kinderzimmer, dürfen über Nacht keine Akkus geladen werden oder das Laptop noch am Stromnetz hängen. Durch den permanenten Stromverbrauch würde ein Abschalten verhindert und der Netzabkoppler wirkungslos. Bei Altinstallationen führt oftmals kein Weg an einer Erneuerung der Kabelwege vorbei. In diesem Fall muss der sachkundige Elektroinstallateur zu Tat schreiten.

Abgeschirmte Kabel mit verdrillten Adern zur eingeschränkten Verringerung der magnetischen Felder und zur weitgehenden Reduzierung der elektrischen Felder: Bei Neuinstallationen können abgeschirmte Kabel, Abzweigdosen und Schalter eine deutliche Entlastung bringen. Eine Elektroinstallation mit abgeschirmten Kabeln verhindert das Abstrahlen elektrischer Felder aus den Wänden auch ohne Netzabkoppler. Sie ist jedoch als Sanierungsmaßnahme sehr aufwendig und empfiehlt sich daher eher bei Neubauten.

Zur Abschirmung hochfrequenter elektromagnetischer Strahlung von Mobilfunkstationen gibt es inzwischen speziell konstruierte abschirmend wirkende Tapeten, Vorhänge, textile Gewebe, Vliese, Farben oder Folien. Eine Abschirmung durch Tapete, Vorhang & Co. ist nur dann sinnvoll, wenn eine Antenne oder ein Sender sehr nahe und etwa auf gleicher Höhe sind wie die Mobilfunk-Basisstation auf dem Hausdach gegenüber. Dies sollte aber im Einzelfall durch eine Messung überprüft werden, da eine wirksame Abschirmung von vielen Faktoren beeinflusst wird (Frequenz der Strahlung, Entfernung und Abstrahlcharakteristik von Antenne beziehungsweise Sender, Dämpfung der Strahlung durch Baustoffe des Hauses).

Bis auf die abschirmenden Vorhänge und Gardinen gehört die Installation der Abschirmung in die Hände einer Fachkraft. In jedem Fall sollten Abschirmungen gegen Mobilfunkstrahlung nur in einer Richtung erfolgen. Wer seine Wohnung abschirmen möchte, sollte sich damit sachkundig machen, bevor eine Fachkraft beauftragt wird, die unbedingt gewisse Qualitätsstandards erfüllen muss (siehe unten). Denn so eine Abschirmung kann teuer werden! Billiger wird es, wenn zum Beispiel nur der Schlafplatz durch einen Baldachin aus abschirmendem Textilgewebe geschützt wird.

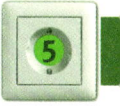

Das etwa seit Mitte der 1990er Jahre für Fenster im Wohnungsbau übliche Wärmeschutzglas hat eine erhebliche Schirmwirkung gegenüber der Strahlung von Mobilfunksendern und anderen Sendeanlagen (wesentlich besser als Beton). Die Schirmwirkung wird erreicht durch einen ultra dünnen Metallfilm, der auf die innere der beiden Scheiben aufgedampft ist und die Strahlung reflektiert. Fenster aus normalem Glas dagegen lassen Mobilfunkstrahlung völlig ungehindert passieren. Abschirmende Folien sind zur Verbesserung der Schirmwirkung von normalem Glas zu empfehlen, wenn sie transparent sind und nicht zu viel Licht schlucken. Die Sanierungsmaßnahmen gegen Strahlung von Mobilfunkstationen und anderen Sendeanlagen müssen stets die Fenster mit einbeziehen. Der Austausch älterer Verglasungen gegen neues Wärmeschutzglas ist umso effektiver, je größer die Fenster sind.

Im Fachhandel wird eine ganze Palette kostengünstiger Geräte zur Messung von Elektrosmog angeboten. Die Versuchung, sich ein Messgerät anzuschaffen und selbst zu messen, ist entsprechend groß. Jedoch selbst Personen mit naturwissenschaftlich-technischer Ausbildung fehlt meist das Wissen und die nötige Erfahrung zur Durchführung der Messungen, mehr noch zur Interpretation der Messergebnisse und erst recht zur Bestimmung geeigneter Sanierungsmaßnahmen. Erfahrungsgemäß werfen eigene Messungen mehr neue Fragen auf als sie beantworten.

Allenfalls bei niederfrequenten Magnetfeldern können mit preiswerten (ab 100 Euro) und einfach zu bedienenden Geräten einigermaßen brauchbare Messergebnisse erzielt werden. Qualifizierte Messungen im Hochfrequenzbereich (zum Beispiel an Mobilfunkstationen) erfordern dagegen den Einsatz einer sehr teuren Messausrüstung. Zu deren Bedienung und zur Auswertung der Messergebnisse sind erhebliche Sachkenntnisse erforderlich. Auf dem Markt sind zwar einigermaßen einfach zu bedienende Messgeräte für den Hochfrequenzbereich zu Preisen ab 500 Euro erhältlich, sie ermöglichen aber nur sehr eingeschränkte Erkenntnisse über die Immissionen. Von eigenen Messungen ist daher eher abzuraten.

Die bessere Alternative zum eigenen Messgerät ist die Beauftragung eines Sachverständigen. Doch Vorsicht! Neben einigen seriösen Instituten und Baubiologen tummelt sich eine Vielzahl von Geschäftemachern und Scharlatanen, die für solche Untersuchungen weder ausreichend qualifiziert noch ausgerüstet sind. Hier bleibt nichts anderes übrig, als die verschiedenen Anbieter kritisch unter die Lupe zu nehmen und Vergleichsangebote einzuholen.

Gute Messinstitute sollten gewisse Qualitätsstandards einhalten wie zum Beispiel die Norm DIN EN 45001, oder sie sollten ein Qualitätssicherungshandbuch vorweisen können. Auch bei den Verbraucherzentralen kann nach empfehlenswerten Messinstituten gefragt werden; bei der Arbeitsgemeinschaft ökologischer Forschungsinstitute gibt es eine Empfehlungsliste (auch im Internet). Und auch der Berufsverband Deutscher Baubiologen (VDB) hat strenge Richtlinien für die Begehung, Bestandsaufnahme und die Messung von Elektrosmog entwickelt.

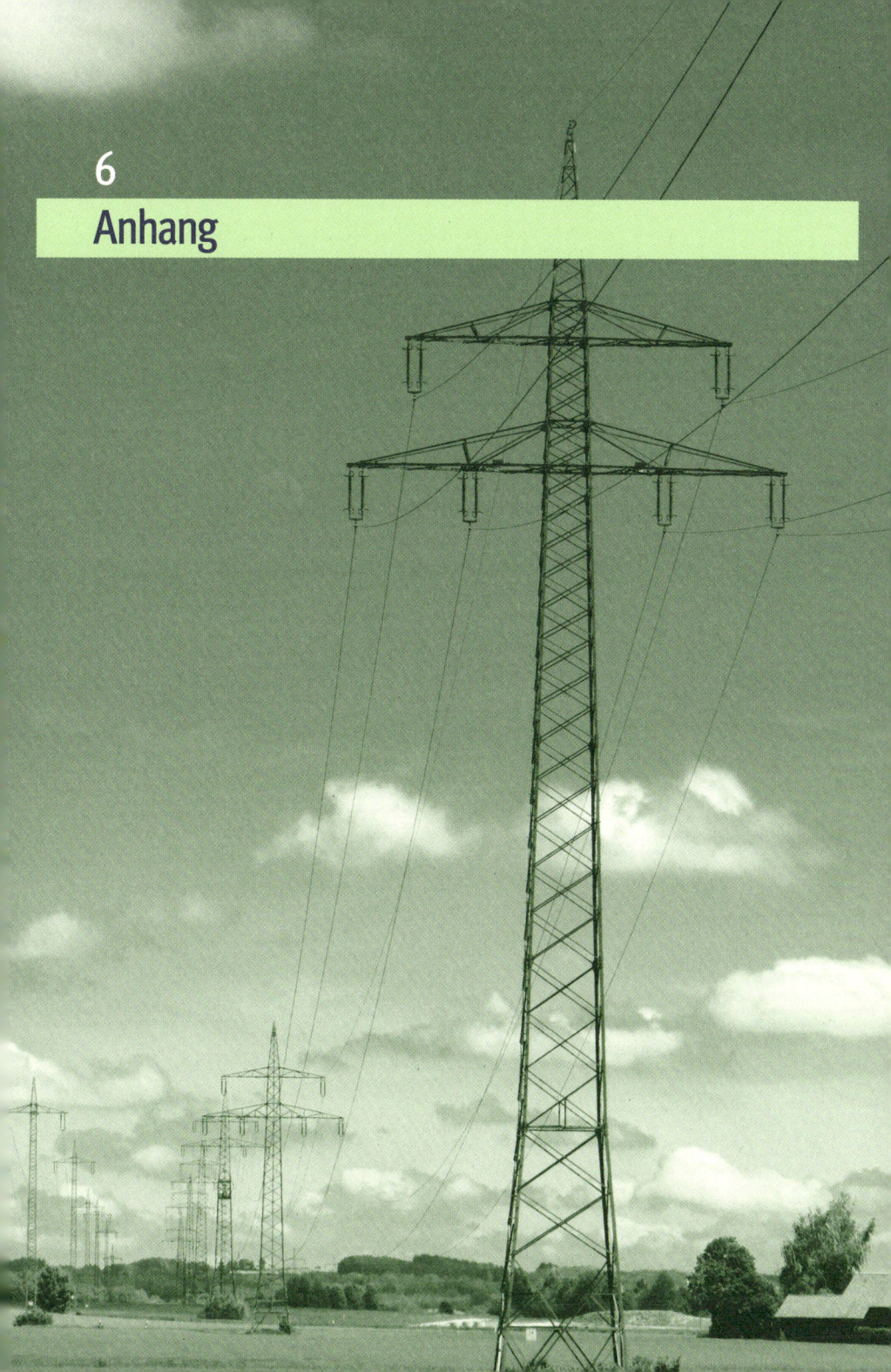

6 Anhang

Glossar

(Wireless) Access Point (WAP): Funkschnittstelle für kabellose Kommunikationsgeräte, die meist die Verbindung zu einem Kabelnetz herstellt.

Ampère (A): Maßeinheit der elektrischen Stromstärke

(alter) Connect-Strahlungsfaktor: Von der Zeitschrift connect eingeführte Kennzahl, welche die elektromagnetische Belastung durch ein Handy besser angibt als der SAR-Wert. Dabei werden auch die unterschiedlich guten Sendeeigenschaften der Handys mit berücksichtigt. Der connect-Strahlungsfaktor ist das Verhältnis aus höchster effektiver Sendeleistung eines Handys und dessen SAR-Wert. Je kleiner der connect-Faktor, desto geringer die Belastung.

(normierter) Connect-Strahlungsfaktor: Seit September 2009 verwendet connect eine neue Berechnungsmethode für den Strahlungsfaktor, um ihn besser interpretierbar zu machen. Die neuen Faktoren sind mit den alten nicht vergleichbar. Während der alte Strahlungsfaktor stets positiv war, gibt es jetzt auch negative Faktoren. Negative Werte: Strahlenbelastung liegt unter dem Durchschnitt, 0 = durchschnittliche Strahlenbelastung, positive Werte: Strahlenbelastung ist überdurchschnittlich.

DECT-Standard (Digital Enhanced Cordless Telecommunications): Digitaler Standard für Schnurlostelefone

D-Netze: Ursprüngliche Bezeichnung für die GSM900 Mobilfunknetze (T-Mobile = D1 und Vodafone = D2), Betriebsfrequenzen um 900 MHz

EEG: Elektroenzephalogramm, grafische Aufzeichnung der Hirnströme zur Diagnostik von Gehirnerkrankungen und zur Kontrolle der Gehirnfunktion

E-Netze: Ursprüngliche Bezeichnung für die GSM1800 Mobilfunknetze (E-Plus = E1 und O2 = E2), Betriebsfrequenzen um 1800 MHz

Feldexposition: Der Einwirkung eines elektromagnetischen Feldes ausgesetzt sein

Frequenz: Die Frequenz gemessen in Hertz (Hz) gibt an die Zahl der Schwingungen pro Sekunde bei einem Ton oder bei einem elektromagnetischen Feld.

gepulste elektromagnetische Felder: Felder, die von einem Sender in Impulsen abgestrahlt werden, vergleichbar mit der blitzartigen Lichtabgabe bei einer Stroboskopleuchte. Durch die Pulsung werden bei den GSM-Mobilfunknetzen die zur Verfügung stehenden Frequenzkanäle besser ausgenutzt.

Gleichfelder: Felder, die ihre Polarität nicht ändern, zum Beispiel das Erdmagnetfeld

Gleichstrom: Elektrischer Strom, der nur in eine Richtung fließt und seine Polarität nicht ändert

Grenzwerte: Zum Personenschutz aufgestellte rechtlich verbindliche Immissionswerte für elektromagnetische Felder, die nicht überschritten werden dürfen

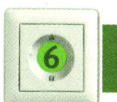

Hauptstrahlbereich: Der Raumbereich, in den eine Richtantenne den größten Teil ihrer Leistung abstrahlt. Bei den im Mobilfunk meistens verwendeten Sektorfeldantennen hat dieser Bereich die Form eines geöffneten Fächers.

Induktion: Entstehung einer elektrischen Spannung und elektrischer Wirbelströme durch sich ändernde Magnetfelder, zum Beispiel durch niederfrequente magnetische Wechselfelder

Influenz: Verschiebung elektrischer Ladungen durch ein elektrisches Feld. Bei elektrischen Wechselfeldern kann es dabei in elektrisch leitfähigen Körpern zur Entstehung von Wechselströmen (Verschiebungsströmen) kommen.

Kilovoltampère (kVA): Einheit für die elektrische Scheinleistung des Wechselstromes, sie ergibt sich als Produkt (der Effektivwerte) von Stromstärke und Spannung. Wird in der Energietechnik zur Kennzeichnung der Anschlussleistung großer Elektromotoren und Transformatoren verwendet. Die Leistung von Trafostationen wird zum Beispiel in kVA angegeben.

Niederfrequente elektrische Felder (elektrische Wechselfelder): Elektrische Felder, die ihre Polarität periodisch ändern (bei elektrischen Netzstromfeldern mit der Frequenz 50 Hz) und daher auch in ruhenden Körpern durch die Influenz elektrische Verschiebungsströme erzeugen. Sie entstehen bei der Bereitstellung elektrischer Energie, ohne dass ein Strom fließen muss.

Niederfrequente Magnetfelder (magnetische Wechselfelder): Magnetfelder, die ihre Polarität periodisch ändern (bei Netzstromfeldern mit der Frequenz 50 Hz) und daher auch in ruhende Körper elektrische Wirbelströme induzieren. Sie entstehen beispielsweise in unserem öffentlichen Stromversorgungssystem durch den Transport und den Verbrauch von elektrischer Energie.

Magnetische Feldstärken: Die Stärke eines Magnetfeldes wird gemessen als magnetische Induktion oder magnetische Flussdichte in der Einheit Tesla (T). Die am häufigsten verwendeten Teileinheiten sind Mikrotesla (µT) und Nanotesla (nT).

Repeater: Relais-Funktstationen, die zur Vergrößerung der Reichweite in einem Funknetz oder zur Verbesserung der Funkversorgung in einem schlecht versorgten Bereich dienen, indem sie den Kontakt zwischen Endteilnehmern und einer Basisstation herstellen. Repeater werden zum Beispiel in schnell fahrenden Zügen eingesetzt, um die Netzqualität zu verbessern.

SAR-Wert: Spezifische Absorptionsrate, das Maß für die von biologischem Gewebe aufgenommene Strahlungsleistung etwa eines Handys, wird gemessen in der Einheit Watt pro Kilogramm (W/kg).

Schumann-Wellen (Schumann-Resonanzen): Elektromagnetische Felder von extrem niedriger Frequenz (Hauptfrequenz 7,8 Hz), die sich als durch Gewitter angeregte Resonanzschwingungen zwischen Erde und Ionosphäre rund um die ganze Erde ausbreiten.

Sferics (von engl. atmospheric): Das impulshafte Auftreten von elektromagnetischen Feldern lokalen Ursprungs, die sich als elektromagnetische Welle innerhalb der Atmosphäre ausbreiten. Hauptquelle für Sferics sind Gewitter, deren Blitzaktivitäten elektromagnetische Felder erzeugen.

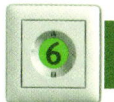

Terahertzwellen (Terahertzstrahlung): Elektromagnetische Strahlung im Frequenzbereich zwischen Mikrowellen und Infrarot, Frequenz 300 GHz bis 3.000 GHz.

Thermische Wirkung elektromagnetischer Felder (thermischer Effekt): Grundlage für die Beurteilung der biologischen Wirkung hochfrequenter elektromagnetische Felder gemäß den gesetzlichen Grenzwerten. Die von biologischem Gewebe aufgenommene Strahlungsleistung der Felder wird größtenteils in Wärme umgewandelt und führt zur Erwärmung des Gewebes. Der thermische Effekt wird im Mikrowellenherd zur Erwärmung von Speisen ausgenutzt.

Trafostation (Mittelspannungsstation): Umspannstation auf der untersten Spannungsebene des öffentlichen Stromversorgungssystems. Die ankommende Mittelspannung (10 – 20 kV) wird in der Trafostation in die im Haushalt üblichen Spannungen 230/400 V umgewandelt.

UMTS-Netze: Von den Betreibern E-Plus, O2, T-Mobile und Vodafone hauptsächlich zur Datenübertragung betriebene Mobilfunknetze im Frequenzbereich um 2100 MHz.

ungepulste elektromagnetische Felder: Felder, die ohne periodische Unterbrechung abgestrahlt werden, zum Beispiel bei Rundfunksendern.

WLAN: Wireless Local Area Network, drahtloses Datennetz

Größen, Einheiten, Grenzwerte

Wichtige Größen und ihre Einheiten

Physikalische Größe	Einheiten	Kürzel	Beziehungen
Magnetisches Feld	Nanotesla	nT	
	Mikrotesla	µT	1 µT = 1.000 nT
	Millitesla	mT	1 mT = 1.000 µT
	Tesla	T	1 T = 1000 mT
Elektrisches Feld	Volt pro Meter	V/m	
	Kilovolt pro Meter	kV/m	1 kV/m = 1.000 V/m
Frequenz (Wechselfeld)	Hertz	Hz	
	Kilohertz	kHz	1 kHz = 1.000 Hz
	Megahertz	MHz	1 MHz = 1.000 kHz
	Gigahertz	GHz	1 GHz = 1.000 MHz
	Terahertz	THz	1 THz = 1.000 GHz
Elektrische Spannung	Volt	V	
	Kilovolt	kV	1 kV = 1.000 V
Elektrische Stromstärke	Ampère	A	
Elektrische Leistung	Milliwatt	mW	
	Watt	W	1 W = 1.000 mW
	Kilowatt	kW	1 kW = 1.000 W
	Megawatt	MW	1 MW = 1000 kW
Elektromagnetisches Feld Leistungsdichte	Watt pro Quadratmeter		W/m^2
	Milliwatt pro Quadratmeter	mW/m^2	1 W/m^2 = 1000 mW/m^2

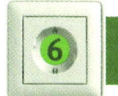

Grenzwerte für die Allgemeinbevölkerung
(nach der Verordnung über elektromagnetische Felder zum Bundes-Immissionsschutzgesetz vom 16.12.1996, 26. BImSchV)

Niederfrequenz-anlagen Frequenz (Hz)	elektrisches Feld (V/m)	magnetisches Feld (µT)
50	5.000	100
16,7 (Bahnstrom)	10.000	300

Vorsorgeorientierte Grenz- und Richtwerte im Niederfrequenzbereich

Niederfrequenz-anlagen Frequenz (Hz)	elektrisches Feld (V/m)	magnetisches Feld (µT)
TCO´03	10	0,2
Anlagegrenzwert NISV (Schweiz)	–	1,0
ECOLOG-Institut	20	0,1
Baubiologie	1	0,02

Hochfrequenzanlagen Frequenz (MHz)	elektrisches Feld (V/m)	magnetisches Feld (µT)	Leistungsdichte (mW/m2)
10 bis 400	27,5	0,09	2.000
400 bis 2.000	s. Beispiele	s. Beispiele	s. Beispiele
2.000 bis 300.000	61,0	0,20	10.000
Beispiele			
⇢ UKW-Tonrundfunk 100 MHz	27,5	0,09	2.000
⇢ Fernsehsender DVB-T 800 MHz	38,8	0,13	4.000
⇢ GSM900-Mobilfunk 900 MHz	41,3	0,14	4.500
⇢ GSM1800-Mobilfunk 1.800 MHz	58,3	0,20	9.000
⇢ UMTS-Mobilfunk 2.100 MHz	61,0	0,20	10.000
⇢ Flughafenradar 2.850 MHz	61,0	0,20	10.000
⇢ Richtfunk 15.000 MHz	61,0	0,20	10.000

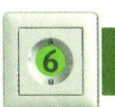

Vorsorgeorientierte Grenz- und Richtwerte im Hochfrequenzbereich

Hochfrequenzanlagen Frequenz (MHz)	elektrisches Feld (V/m)	magnetisches Feld (µT)	Leistungsdichte (mW/m2)
Vorsorgegrenzwerte Schweiz			
⇢ 900 MHz	4,0	0,01	42
⇢ 1.800 bis 2.000 MHz	6,0	0,02	95
Vorsorgegrenzwerte ECOLOG alle Frequenzen	1,9	0,007	10
Landessanitätsdirektion Salzburg 2002 (Mobilfunk)			
⇢ im Freien	0,06	0,0002	0,01
⇢ in Wohnungen	0,02	0,00007	0,001
BUND 2008 *			
⇢ Gefahrenabwehrstandard	0,2	0,0007	0,1
⇢ Vorsorgestandard	0,02	0,00007	0,001
EU/STOA 2001 **	0,2	0,0007	0,1

* Bund für Umwelt und Naturschutz Deutschland: Für zukunftsfähige Funktechnologien; Begründungen und Forderungen zur Begrenzung der Gefahren und Risiken durch hochfrequente elektromagnetische Felder, Oktober 2008
** Elektromagnetische Felder und Gesundheit:
www.europarl.europa.eu/stoa/archive/briefings/05_de.pdf;
Vorsorge-Immissionswert für GSM-Mobilfunk:
www.europarl.europa.eu/stoa/publications/studies/20000703_en.pdf

Adressen

Nationales Institut für Umwelt- und Gesundheitswissenschaften
(National Institute of Environmental Health Sciences (NIEHS),
www.niehs.nih.gov

Messungen, Gutachten, Beratung

AGÖF-Arbeitsgemeinschaft ökolog. Forschungsinstitute im Energie & Umweltzentrum
31832 Springe-Eldagsen
Tel. (05044) 9 75 75
www.agoef.de

Baubiologie Maes
Büro Neuss, W. Maes
Schorlemerstr. 87
41464 Neuss
Tel. (02131) 4 37 41
www.maes.de

ECOLOG-Institut für sozial-ökologische Forschung und Bildung
Nieschlagstr. 26
30449 Hannover
Tel. (0511) 47 39 15-0
www.ecolog-institut.de

EMF-Institut Dr. Niessen
(ehemals nova-Institut)
Siebengebirgsallee 60
50939 Köln
Tel. (0221) 9 41 59 77
www.EMF-Institut.de

IMST – Institut für Mobil- und Satellitenfunktechnik
Carl-Friedrich-Gauß-Str. 2 47475
Kamp-Lintfort
Tel.)02842) 9 81-0
www.imst.de

Institut für Functional Medicine und Umweltmedizin (IFU)
Buttlarstr. 4a
34466 Wolfhagen
Tel. (05692) 99 45 55
www.ifu.org

VDB Berufsverband Deutscher Baubiologen VDB e.V.
Reindorfer Schulweg 42
21266 Jesteburg
Beratungs-Tel.
(0800) 2 00 10 07
www.baubiologie.net

Wissenschaftsladen Bonn e.V.
Buschstr. 85
53113 Bonn
Tel. (0228) 20 16 10
www.wilabonn.de

Peter Pauli und Dietrich Moldan:
Reduzierung hochfrequenter Strahlung – Baustoffe und Abschirmmaterialien
Die Studie ist gegen Einsendung von 20 Euro (Banknote oder Verrechnungsscheck) erhältlich bei
Dr. Dietrich Moldan,
Am Henkelsee 13
97346 Iphofen
www.drmoldan.de

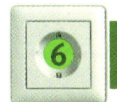

Internetportal von Anbietern für Abschirmmaterialien und -baustoffe aller Art
www.ohne-elektrosmog-wohnen.de

Selbsthilfe, Rechtsbeistand

Bürgerwelle e.V. – Dachverband der Bürger und Initiativen zum Schutz vor Elektrosmog
Siegfried Zwerenz
Lindenweg 10
95643 Tirschenreuth
Tel. (09631) 79 57 36
www.buergerwelle.de

Bundesverband Elektrosmog e.V. und Verein für Elektrosensible e.V.
Charles-de-Gaulle-Str. 4
81737 München
Tel. (089) 3 06 11-255
www.bundesverband-elektrosmog.de/zusammenarbeit.html

Rechtsanwalt W. Krahn-Zembol
Lüneburger Str. 36
21403 Wendisch-Evern
Tel. (04134) 9 356 56
www.zembol.eu

Kritische Informationen im Internet
(außer den bereits genannten Homepages):

www.risiko-elektrosmog.de
www.elektrosmognews.de (Newsletter)
www.gigaherz.ch
www.bafu.admin.ch/elektrosmog

Staatliche Institutionen, Betreiber, Verbände

Bundesnetzagentur für Elektrizität, Gas, Telekommunikation, Post und Eisenbahnen
Tulpenfeld 4
53113 Bonn
Tel. (0228) 14-0
www.bundesnetzagentur.de

Bundesamt für Strahlenschutz
Willy-Brandt-Straße 5
38226 Salzgitter
Tel. (030) 1 83 33-0
www.bfs.de

ICNIRP (International Commission on non-ionizing radiation protection)
c/o BfS
Ingolstaedter Landstr.1
85764 Oberschleissheim

Strahlenschutzkommission
Geschäftsstelle beim Bundesamt für Strahlenschutz
Postfach 12 06 29
53048 Bonn
Telefax: (0228) 67 64 59
info-ssk@bfs.de
www.ssk.de

Bundesinstitut für Risikobewertung
Thielallee 88-92
14195 Berlin
Tel. (030) 18 41 20
www.bfr.bund.de

Bundesumweltministerium
11055 Berlin
Tel. (030) 1 83 05-0
www.bmu.de

Adressen 89

D2 Vodafone GmbH
Am Seestern 1
40547 Düsseldorf
Tel. (0800) 1 72 12 12
www.vodafone.de

E-Plus Service GmbH & Co. KG
Edison Allee 1
14473 Potsdam
Tel. (0177) 10 00
www.eplus.de

(IZMF) Informationszentrum Mobilfunk e.V.
Hegelplatz 1
10117 Berlin
Tel. (030) 2 09 16 98-0
www.izmf.de

O2 (Germany) GmbH & Co. OHG
Georg Brauchle Ring 23-25
80992 München
Tel. (089) 24 42-12 11
www.o2.com/de

T-Mobile Deutschland GmbH
Landgrabenweg 151
53227 Bonn
Tel. (0180) 3 30 22 02
www.t-mobile.de

BDEW Bundesverband der Energie- und Wasserwirtschaft e.V.
Reinhardtstr. 32
10117 Berlin
Tel. (030) 30 01 99-0
www.bdew.de

(VDE) Verband der Elektrotechnik, Elektronik und Informationstechnik e.V.
Stresemannallee 15
60596 Frankfurt/M.
Tel. (069) 63 08-0
www.vde.com

Adressen der Verbraucherverbände

Verbraucherzentrale Bundesverband e.V.
Markgrafenstr. 66
10969 Berlin
Tel.: (030) 2 58 00-0
Fax: (030) 2 58 00-218
info@vzbv.de
www.vzbv.de

Stiftung Warentest
Lützowplatz 11–13
10785 Berlin
Tel.: (030) 2 63 10
Fax: (030) 26 31 27 27
email@stiftung-warentest.de
www.test.de

Verbraucherzentrale Baden-Württemberg e.V.
Paulinenstr. 47
70178 Stuttgart
Tel.: (0711) 66 91-10
Fax: (0711) 66 91-50
info@vz-bw.de

Verbraucherzentrale Bayern e. V.
Mozartstr. 9
80336 München
Tel.: (089) 53 98 70
Fax: (089) 53 75 53
info@verbraucherzentrale-bayern.de

Verbraucherzentrale Berlin e. V.
Hardenbergplatz 2
10623 Berlin
Tel.: (030) 2 14 85-0
Fax: (030) 2 11 72 01
mail@verbraucherzentrale-berlin.de

Verbraucherzentrale Brandenburg e. V.
Templiner Str. 21
14473 Potsdam
Tel.: (0331) 2 98 71-0 (Keine Beratung)
Fax: (0331) 2 98 71-77
info@vzb.de

Verbraucherzentrale Bremen e. V.
Altenweg 4
28195 Bremen
Tel.: (0421) 16 07 77
Fax: (0421) 1 60 77 80
info@vz-hb.de

Verbraucherzentrale Hamburg e. V.
Kirchenallee 22
20099 Hamburg
Tel.: (040) 24 832-0
Fax: (040) 24 83 22 90
info@vzhh.de

Verbraucherzentrale Hessen e. V.
Große Friedberger Straße 13-17
60313 Frankfurt/Main
Tel.: (069) 97 20 10-0
Fax: (069) 97 20 10-50
vzh@verbraucher.de

Neue Verbraucherzentrale in Mecklenburg und Vorpommern e. V.
Strandstr. 98
18055 Rostock
Tel.: (0381) 2 08 70-50
Fax: (0381) 2 08 70-30
info@nvzmv.de

Adressen

Verbraucherzentrale
Niedersachsen e. V.
Herrenstr. 14
30159 Hannover
Tel.: (0511) 9 11 96-0
Fax: (0511) 9 11 96 10
info@vzniedersachsen.de

Verbraucherzentrale
Nordrhein-Westfalen e. V.
Mintropstr. 27
40215 Düsseldorf
Tel.: (0211) 38 09-0
Fax: (0211) 38 09-172
vz.nrw@vz-nrw.de

Verbraucherzentrale
Rheinland-Pfalz e. V.
Seppel-Glückert-Passage 10
55116 Mainz
Telefon: (0 61 31) 28 48-0
Fax: (0 61 31) 28 48-66
info@vz-rlp.de

Verbraucherzentrale Saarland e.V.
Haus der Beratung
Trierer Str. 22
66111 Saarbrücken
Tel.: (0681) 50 08 9-0
Fax: (0681) 5 88 09 22
vz-saar@vz-saar.de

Verbraucherzentrale Sachsen e. V.
Brühl 34-38
04109 Leipzig
Tel.: (0341) 69 62 90
Fax: (0341) 68 92 826
vzs@vzs.de

Verbraucherzentrale
Sachsen-Anhalt e.V.
Steinbockgasse 1
06108 Halle
Tel.: (0345) 2 98 03-29
Fax: (0345) 2 98 03-26
vzsa@vzsa.de

Verbraucherzentrale
Schleswig-Holstein e. V.
Andreas-Gayk-Straße 15
24103 Kiel
Tel.: (0431) 59 09 90
Fax: (0431) 5 90 99 77
info@verbraucherzentrale-sh.de
www.verbraucherzentrale.sh.de

Verbraucherzentrale
Thüringen e. V.
Eugen-Richter-Straße 45, PF 591
99085 Erfurt
Tel.: (0361) 55 51 40
Fax: (0361) 5 55 14 40
info@vzth.de
www.vzth.de

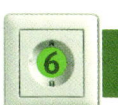

Stichwortverzeichnis

A
Abschirmfarbe 71
Abschirmtapete 71
Absorber 70
Access Point 78
Ad hoc-Netzwerk 58
Adressen
   Verbraucherverbände 87
Ampère (A) 78

B
Babyfon 61
Bahnen
   elektrisch betriebene 31
Bahnstrom 9, 31
Bebauungsplan 35
Bett
   Netzabkopplung 55
Bettgestell
   Metall 55
Bluetooth 11
   Headset 43
Bluthochdruck 17
Blutkrebsrisiko 17
Bundesnetzagentur 22

C
Computer 52, 55
   vernetzte 57
Connect-Strahlungsfaktor 41, 78
CT1+-Standard 49

D
Dachständerleitung 29
Datenübertragung 57
DECT-Standard 11, 49, 78
DECT-Telefon
   strahlungsarm 50

Dimmer 68
   Nachttischleuchte 55
D-Netz 11, 78
Drehstrom 9

E
Ecolog-Institut 23
EEG 79
Einheiten
   Übersicht 83
Elektrische Bahnen 31
Elektrische Heizung 65
Elektrische Leistung 26
Elektrische Wechselfelder 80
Elektroinstallation 52
Elektromagnetische Strahlung
   Therapie von Krankheiten 70
Elektrosmog
   Begriff 8
   Gesundheitsgefahren 14
Energiesparlampe 67
E-Netz 11, 79
Entstörchip 70
Erschöpfung 17

F
Feldexposition 79
Feldfreischalter 72
Flachbildschirm 56
Flugzeug
   Handy 46
Föhn 62
Freisprecheinrichtung 43
Freiwillige Selbstverpflichtung
   Netzbetreiber Mobilfunk 21
Frequenz 79
Funknetzwerk 58

Funkwellen 26
Fußbodenheizung 65

G

Gammastrahlung 9
Ganzkörperscanner 47
Genehmigung
  Sendeanlage 32
gepulste Abstrahlung 11
Gepulste elektromagnetische
  Felder 79
Gerichtsurteile
  Sendeanlage 34
Gesundheitsgefahren 14
Glaskeramik-Kochfeld 64
Gleichfelder 79
Gleichstrom 79
Glossar 78
GMS-Standard 44
Grenzwert 79
  Handystrahlung 40
  Mobilfunk 20
  Übersicht 83

H

Handy; siehe auch *Mobilfunk*
  Flugzeug 46
Handystrahlung
  Grenzwert 40
  Kinder 44
Hauptstrahlbereich 79
Hauselektrik 64
Haushaltsgeräte 52
Headset 43
Heizdecke 53
Heizkissen 53
Heizkosten-Funkablesesysteme 68
Heizung
  elektrische 65
Hochfrequente elektromagnetische Felder 8
Hochspannung 26
Hochspannungs-Freileitungen
  Abstandsempfehlungen 26

Hochspannungsleitungen 17
Hochvolt-Halogenlampe 67

I

ICNIRP 20, 32, 40
Induktion 80
Induktionsherd 62
Influenz 80
Infrarot 9

J

Jugendzimmer 60

K

Kilovoltampère (kVA) 80
Kinderzimmer 60
Krankheitstherapie
  elektrische Strahlung 71
Kristall 70

L

Leistung
  elektrische 26
Leitungen
  Abstandsempfehlungen 27
Leuchtstofflampe 67
Licht 9

M

Magnetische Feldstärke 80
Magnetische Wechselfelder 80
Melatonin 16
Messgeräte 74
Mikrotesla 10
Mikrowellen 9
Mikrowellenherd 61
Mobilfunk 26; siehe auch *Handy*
  D-Netze 11
  E-Netze 11
  Gesundheitsschäden 18
  Grenzwerte 20
  Vorsorgeempfehlungen 23
Monitor 55
Stand-by-Modus 57

N

Nachttischleuchte
 Tastdimmer 55
Nacktscanner 47
Nanotesla 10
Netzabkoppler 72
Netzabkopplung
 elktrisch verstellbares Bett 55
Neutralisierer 70
Niederfrequente elektrische
 Felder 15, 80
Niederfrequente elektrische
 Wechselfelder 8
Niederfrequente Magnetfelder 80
Niederfrequente magnetische
 Wechselfelder 8
Niederspannungs-Halogenlampe
 66

P

Pager 12
Photovoltaik 65

R

Radar 11
Radio 9
Radio Frequency Identification
 (RFID) 37
Rasierapparat 62
Regulator 70
Repeater 45, 81
RFID 37
Richtwerte
 Übersicht 84
Röntgenstrahlung 9
Rundfunksender 36

S

Sachverständiger 74
SAR-Grenzwert 40
SAR-Wert 81
Satellitenschüssel 12
Schlafzimmer 53
Schnurloses Telefon 49

Schumann-Wellen 81
Schutzdecke 70
Sendeanlage
 Dach 32
 Gerichtsurteile 34
Sferics 81
Solarkollektore 65
Stand-by-Betrieb 53
Stand-by-Modus
 Monitor 57
Statisches Feld 9
Steigleitung 64
Strahlenschutzkommission 20

T

TCO-Norm
 Monitor 56
TCO-Zeichen 40
Telefone
 schnurlose 49
Terahertzwellen 9, 81
Tesla 10
Thermischer Effekt 81
Trafostation 82
 Abstandsempfehlungen 28
Transformator 28
Transformer 70
Transponder 37
Trockenhaube 62
TV 9
TV- und Rundfunksender 36

U

UMTS-Netz 82
Ungepulste elektromagnetische
 Felder 82
Unterhaltungselektronik 52, 60
UV-Licht 9

V

Verbraucherzentralen
 Adressen 90
Verlängerungskabel
 Bettnähe 55

Stichwortverzeichnis 95

Vorsorgeempfehlungen
 Mobilfunk 23

W

Wärmeschutzglas 73
Wasserbett 54
Wireless Access Point (WAP) 78
WLAN 57, 82
WLAN-Karte 55

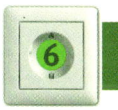

Impressum

Herausgeber

Verbraucherzentrale Bundesverband e. V.
Markgrafenstraße 66, 10969 Berlin
Telefon: (0 30) 2 58 00-0, Telefax: (0 30) 2 58 00-218
info@vzbv.de

Mitherausgeber

Verbraucherzentrale Hamburg e. V.
Kirchenallee 22, 20099 Hamburg
Telefon: (040) 2 48 32-0, Telefax: (040) 2 48 32-290
info@vzhh.de

Verbraucherzentrale Niedersachsen e. V.
Herrenstraße 14, 30159 Hannover
Telefon: (05 11) 9 11 96-0, Telefax: (05 11) 9 11 96-10
info@vzniedersachsen.de

Verbraucherzentrale Nordrhein-Westfalen e. V.
Mintropstraße 27, 40215 Düsseldorf
Telefon: (0211) 38 09-0, Telefax: (0211) 38 09-172
vz.nrw@vz-nrw.de

Text	Dr. Klaus Trost
Redaktion	Ileana von Puttkamer
Gesamtproduktion	HPPR Werbeagentur, Neuss, www.hppr.de
Fotos	© Dr. Klaus Trost; Lothar Heidepeter, Neuss, Creativ Collection, Fotolia
Druck	Köllen Druck + Verlag GmbH, Bonn
Auflagen	1. Auflage Juni 2010: 6.000 Exemplare
ISBN	978-3-936350-61-6

Noch Fragen?
Die Beratung der Verbraucherzentralen

Hoffentlich haben Ihnen die Informationen in diesem Ratgeber weitergeholfen. Wenn Sie noch Fragen haben ... Die Expertinnen und Experten der Verbraucherzentrale beraten Sie individuell, kompetent und unabhängig:

- in Ihrer Beratungsstelle vor Ort,
- am Telefon oder
- im Internet

Unser Plus für Sie!

! Wir beraten zum Beispiel zu:

- Banken und Geldanlagen
- Baufinanzierung
- Energie
- Ernährung
- Haushalt, Freizeit, Telekommunikation
- Kreditrecht, Schuldner- und Insolvenzverfahren
- Patientenrechte und Gesundheitsdienstleistungen
- Reiserecht
- Versicherungen

www.
Unter www.verbraucherzentrale.de finden Sie das vollständige Beratungsangebot in Ihrem Bundesland.

Oder Sie nehmen direkt Kontakt mit Ihrer Verbraucherzentrale auf: Die Adressen finden Sie auf Seite 90.

Nutzen Sie unser Beratungsangebot und treffen Sie mit unserer Unterstützung die richtigen Entscheidungen. Wir sind für Sie da!

Die Ratgeber der Verbraucherzentralen

Hier können wir Ihnen nur eine kleine Auswahl aus unserem umfangreichen Ratgeberprogramm vorstellen. Mehr als 100 aktuelle Titel halten wir für Sie bereit. Auf Wunsch senden wir Ihnen gern ein Gesamtverzeichnis zu. Zu den genannten Preisen (Stand: Juni 2010) kommen noch Porto und Versandkosten.

Mahlzeit Kinder |1|

Eltern ist die gesunde Ernährung ihrer Kinder wichtig. Aber was, wenn nur wenig Zeit durch Job, Kinder, einkaufen und Haushalt vorhanden ist? Unser Ratgeber verschafft in kurzer Zeit einen guten Überblick, wie der Nachwuchs gesund, lecker und vielseitig versorgt werden kann. Egal, ob das Kind zu Hause, im Kindergarten oder der Schule isst. Mit vielen leckeren Rezepten.
4. Auflage 2010, 224 Seiten, 9,90 €

Pflegefall – was tun? |2|

Ob ein Mensch von Geburt an pflegebedürftig ist oder im Laufe seines Lebens wird – die Betroffenen und ihre Angehörigen stehen vor vielfältigen Problemen. Der Ratgeber informiert über Leistungen und Leistungsvoraussetzungen der Pflegeversicherung und anderer Träger.
7. Auflage 2008, 336 Seiten, 12,90 €

Wärmedämmung – Vom Keller bis zum Dach |3|

Wer beim Hausbau Energie sparen und die Umwelt schonen will, kommt um eine gute Wärmedämmung nicht herum. Der Ratgeber liefert Informationen über die wichtigsten Dämmstoffe. Der Leser erfährt Wissenswertes über Auswahlkriterien, Materialkennwerte wie Wärmeleitfähigkeit oder Feuchteverhalten, Normen sowie Details der Dämmstoffarten.
6. Auflage 2009, 192 Seiten, 9,90 €

Feuchtigkeit im Haus |4|

Feuchteschäden im Dach, in den Mauern oder im Keller beeinträchtigen Nutzung und Wert eines Hauses. Dieser Ratgeber hilft, die Ursachen zu erkennen und Ausmaß und Auswirkungen der eingedrungenen Feuchtigkeit einzuschätzen. Fallbeispiele veranschaulichen die unterschiedlichen Lösungsmöglichkeiten sowie deren Kosten und Risiken.
1. Auflage 2008, 160 Seiten, 9,90 €

Kleine Beträge clever anlegen |5|

Kleinvieh macht auch Mist. Dieser Ratgeber zeigt Ihnen mit zahlreichen Berechnungsbeispielen, wie man mit kleinen Geldbeträgen sinnvoll sparen kann. Auch mit monatlichen Beträgen ab 50 Euro oder gelegentlichen Einmalanlagen ab 500 Euro lässt sich über Jahre eine stattliche Summe aufbauen. Checklisten und zahlreiche Tipps helfen dabei.
1. Auflage 2010, 128 Seiten, 7,90 €

Die Riester-Rente |6|

Möchten Sie Ihren heutigen Lebensstandard auch im Alter beibehalten? Oder sich eine gute Zusatzrente sichern, Ihre Familie absichern oder sich gar ein eigenes Altersdomizil schaffen? Egal, welches Ziel der Altersvorsorge für Sie persönlich in Frage kommt – unser Ratgeber zeigt Ihnen wie. Mit vielen praktischen Tipps und Wohn-Riester.
2. Auflage 2009, 128 Seiten, 7,90 €

Versicherungen für Haus und Wohnung |7|

Die eigene Immobilie ist meist die größte Investition im Leben. Schäden durch Feuer, Sturm oder Wasser können daher schnell die Existenz bedrohen. Aber welcher Schutz ist wirklich sinnvoll, welche Versicherung tatsächlich notwendig? Der Ratgeber zeigt schnell und verständlich, wie ein guter und kostengünstiger Versicherungsstand aufgebaut wird.
1. Auflage 2010, 98 Seiten, 4,90 €
(Pocket-Ratgeber)